骨科疾病诊疗新进展

主编　周　勇　王海陆　周广翔　李　涛

上海交通大学出版社
SHANGHAI JIAO TONG UNIVERSITY PRESS

内容提要

本书从临床实用的角度出发，首先简要介绍了骨科发展史，然后全面地阐述了上肢损伤、下肢损伤、脊柱疾病等骨科常见疾病的发病机制、临床表现、诊断、鉴别诊断、治疗等内容。本书适合各级医院的骨科医师和骨科专业学生参考阅读。

图书在版编目（CIP）数据

骨科疾病诊疗新进展 / 周勇等主编. --上海 : 上海交通大学出版社，2024.6

ISBN 978-7-313-30771-2

Ⅰ. ①骨… Ⅱ. ①周… Ⅲ. ①骨疾病一诊疗 Ⅳ. ①R68

中国国家版本馆CIP数据核字（2024）第099837号

骨科疾病诊疗新进展

GUKE JIBING ZHENLIAO XINJINZHAN

主　　编：周　勇　王海陆　周广翔　李　涛

出版发行：上海交通大学出版社

地　　址：上海市番禺路951号

邮政编码：200030

电　　话：021-64071208

印　　制：广东虎彩云印刷有限公司

经　　销：全国新华书店

开　　本：710mm×1000mm 1/16

印　　张：12

字　　数：208千字

插　　页：2

版　　次：2024年6月第1版

印　　次：2024年6月第1次印刷

书　　号：ISBN 978-7-313-30771-2

定　　价：198.00元

编委会

◎ 主　编

周　勇　王海陆　周广翔　李　涛

◎ 副主编

王清防　刘　磊　宋　君　张建涛

◎ 编　委（按姓氏笔画排序）

王海陆（济宁市第二人民医院）

王清防（烟台市烟台山医院）

刘　磊（徐州医科大学附属沭阳医院）

李　津（中南大学湘雅三医院）

李　涛（青岛市黄岛区中心医院）

李鹏飞（泗水县人民医院）

宋　君（阳光融和医院）

张　宁（招远市人民医院）

张建涛（成武县人民医院）

周　勇（中南大学湘雅三医院）

周广翔（山东省第二人民医院）

谈　清（湘西州人民医院）

谌晓强（济宁市兖州区人民医院）

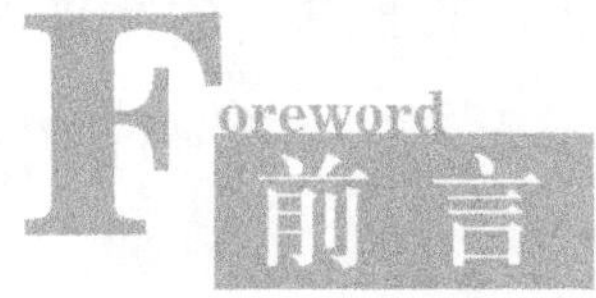

前言

骨科学是研究骨骼肌肉系统的解剖、生理与病理，运用药物、手术及物理方法保持这一系统的正常形态与功能，以及治疗这一系统伤病的专业性学科。近年来，骨科学的发展日新月异，基础理论研究日益深入，临床治疗新方法层出不穷，新材料、新器械不断更新，为患者带来了更多选择与机会。对临床骨科医师来说，必须适应当前临床骨科学发展的形势，不断学习新知识与新方法，在疾病的诊疗过程中熟练运用新器械，以提高临床诊疗能力。鉴于此，我们特参阅了国内外大量最新、最权威的相关书籍及文献，并结合临床骨科医师多年的诊治经验，精心编写了《骨科疾病诊疗新进展》一书，旨在系统阐述骨科学的新理论、新方法和新技术，为广大临床骨科医师提供借鉴与帮助。

本书从临床实用的角度出发，首先简要介绍了骨科发展史，然后较为全面地阐述了上肢损伤、下肢损伤、脊柱疾病等临床常见骨科疾病的病因、发病机制、临床表现、相关检查、诊断、鉴别诊断、治疗方法等内容。本书资料翔实、内容新颖、结构合理、简明扼要，具有较强的科学性、专业性与实用性，能够帮助临床骨科医师制订更合适、更有效的诊疗方案。本书适合各级医院的骨科医师和骨科专业学生参考阅读。

由于骨科领域的基础理论及实际问题涉及范围非常广泛，内容日新月异，加之编者的编写能力有限、编写经验不足，书中难免存在一些疏漏和不足，恳请广大读者见谅。同时也欢迎各位同仁在使用本书的过程中不断提出意见和建议，以期共同进步。

《骨科疾病诊疗新进展》编委会
2024 年 2 月

Contents

目 录

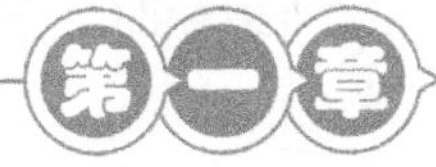

骨科发展史

第一节　骨科基础研究史

骨科基础研究的原动力来源于骨科临床，实践性强，临床意义显著。骨科基础研究与临床研究和应用不可分割，不应有明确界限。但随着现代科学技术和研究手段的快速发展和非医学背景的基础科研工作者的参与，现在基本形成2种科研模式，即从临床到实验室到临床(B-to-B-to-B：from Bedside to Bench to Bedside)和从实验室到临床(B-to-B：from Bench to Bedside)。

中国骨科临床与研究的历史与中医骨伤科密不可分，后者在人类骨科医学发展和研究史上有特殊地位和贡献。1840年前，中医已有数千年的发展史，是国人当时的主流医学。公元前475年至公元220年，战国时代的《五十二病方》记载了当时诊治骨折的内容，包括用布带包扎固定骨伤，这可以说是最早应用的外固定疗法。公元4世纪，晋代葛洪《肘后备急方》首先记载用竹片夹板固定骨折；唐代蔺道人《仙授理伤续断秘方》是我国现存最早的一部骨伤科经验和实践总结专著，提出正确复位、夹板固定、内外用药和功能锻炼的治疗方法；唐代孙思邈《备急千金要方》对骨伤科用药有实践探索和发展；明代李时珍《本草纲目》载药1 892味，其中治疗骨伤药物170余种。但我们今天实践的临床医学和研究方法，则主要与近几个世纪西方文明和科学高速发展相关，也成为我们当今的主流医学。现代科学方法学的建立和实施推动了我们近一个多世纪来的中西交流和互补，与时共进，为当今人类现代医学的发展共谱新曲。

一、国际骨科基础研究简介

骨科基础研究在广义上讲是一门借助现代科学手段和方法的有基本科学命题的实验科学。欧美等西方国家是较早开展的国家和地区。在回顾中国骨科基础研究历史、现状和发展之前，先简要介绍骨科基础研究发展较早和较快的国家、地区或组织，包括美国、欧洲以AO为代表的AO基金会，以及近期科学研究全球化的产物，即以中国为核心成员国的国际骨科研究联合会。

(一)美国骨科研究学会(Orthopaedic Research Society，ORS)

似乎无一例外，骨科基础研究在具有一定规模前都是由热衷科学研究的骨科医师们倡议和主导的。美国最早的骨科机构是成立于1933年的美国骨科医师学院(The American Academy of Orthopaedic Surgeons，AAOS)，目的是为本国和全球其他国家和地区的骨科医师提供骨科教育，在全美各地的骨科教育中心展开临床教程，并组织AAOS年会，通过专业杂志和科学论文的发表及电子媒体来推广科研与培训成果。美国ORS早年由临床医师主导，后于1955年在美国芝加哥召开第一届ORS，AAOS与ORS管理上相互独立。为加强交流，每年年会基本在同一地点前后召开。与独立运作的美国ORS不同，中国和日本的骨科基础研究团体仍附属于临床骨科的组织架构中。

1.ORS的基本使命

ORS推动、支持和发展骨科教研活动，为该领域知识传播提供相关平台。学会的特色体现如下。①洞察力：借助全球跨学科合作改变未来，而重点是应对不断复杂的骨科患者治疗的挑战；②使命：科研、教学、合作交流和推动骨科研究的发展；③目标：实现骨科科研成果转化。

2.ORS的核心使命

(1)科研方面：实现目前骨科创新研究的快速交流。

(2)教育方面：鼓励和促进骨科学会的会员在专业上的成长和发展。

(3)合作交流：建设社会和骨科研究成员之间合作的桥梁。

(4)宣传方面：强调骨科研究的重要性和必要性。

3.ORS的组织架构

美国ORS是国际骨科界发展最成熟的骨科专业学会，包括AAOS/ORS研究计划委员会、推广委员会、学术年会委员会、奖励和认可委员会、基础教育委员会、临床研究委员会、协助委员会、骨科研究杂志编委顾问委员会、财务委员会、国际委员会、媒体和公共资讯委员会、学会会员委员会、创新计划委员会、新会员辅导委员会、提名和推举委员会、专题委员会、女性领导委员会等。

4.ORS的骨科基础研究和转化医学

由于多年快速的基础科研和发展，人们越来越注意到当前基础研究和研究人员由早年的以临床医师为主变更为以基础医学和生物学等为主，出现与临床脱节的现象。怎样使两者有机结合无疑具有挑战性，而找到共同的工作语言是避免当今临床与基础科研脱节的关键。基于公众、决策者和研究资助机构都在呼吁基础研究的目的是为临床和患者服务，即呼吁大家重视研究转化工作的重要性，美国联邦政府积极响应美国国立卫生研究院制订关于医学转化研究的“倡议路线图”。这也充分体现在2013年再版的《骨科基础科学》(Orthopaedics Basic Sciences)一书的标题和内容中。

(二)AO基金会和骨科基础研究

如果现代骨科基础研究组织以美国为代表，以瑞士为总部的AO基金会(AO Foundation)则以骨科器械研发而闻名全球。AO的全称是Arbeitsgemeinschaft für Osteosynthesefragen，即AO骨折内固定研究协会，1958年由13名有远见的瑞士骨科医师成立。AO是解决骨骼肌肉系统的创伤和疾病医学导向的非营利性专业组织，今天已成为世界上最广泛的骨科医师网络，包括了世界上100多个国家，超过12 000名骨科医师、手术室工作人员及研究人员。早在1960年就在达沃斯为骨科医师开设的AO课程，至今在全球已培养了上万名掌握先进治疗手段和手术器械及能够提供优质护理的骨科医护专业人才。

1.AO研究所(AO Forschungsinstitut)简史

坐落在瑞士达沃斯的AO实验外科学研究所，是AO的重要核心组成部分，于1959年成立。从1967—1995年，这项基础及转化研究的重心是骨形成、骨重建及骨愈合过程中力学和生物学之间的相互作用。同时致力于将经过大量的理论和实验科学证明的研究成果向实际应用转化。1997—2008年，AO与时共进，确定了新的研究重点，即骨质疏松骨折的固定，以及结合传统承重骨折器械和新型可降解支架的联合治疗手段以改善骨缺损的再生。2008年至今，AO研究所在基础探究领域的修复和再生(比如组织工程、感染学)及研发领域(比如针对性器械、骨折传感监视及植入物反应)均取得了重大成就。

2.AO研究所的使命与目标

AO研究所的使命是“通过卓越的骨骼肌系统的创伤与疾病的临床前研发和知识转化，为全球骨科患者提供更好的医疗服务”。以下是实现使命的几个具体目标：①以实现临床应用和提供临床解决方案为侧重点进行高质量的应用型临床前研发，探索临床转化。②探究与改进现有的临床手术方案和手术器械。③与AO医学界、学术团体及大学形成紧密良好的合作关系。④为AO临床工作者提供一个良好的研究环境与相关支持。AO达沃斯研究所的研究项目侧重于以临床应用为转归的临床前研发。AO研究模式取得全球骨科界认同，其主要因素在于研究基金、学术认可度、从骨科医师关心的内容出发、科研创新和成果传播、AO组织内外基金的获取、认证与评审以及成果转化等。

(三)联合骨科年会到成立国际骨科研究联合会

改革开放后,中国骨科界一批临床和基础研究人员留学海外,加强了与国际的科研合作。美国ORS在30多年前认识到骨科研究国际化的重要性,与加拿大、欧洲和日本等国开始每3年举行一次联合骨科年会(Combined ORS)。第一届Combined ORS学术年会于1992年在加拿大的阿尔伯塔举办。随着中国等国的骨科研究规模和水平的不断提高和积极参与,2013年10月,中国作为创会国之一在意大利威尼斯第八届Combined ORS学术年会上,与其他8个国家和地区一起成立了国际联合骨研学会(International Combined Orthopaedic Research Society,ICORS),并设立了官方网站。ICORS致力于促进骨科和相关研究领域的发展和成员组织之间的交流,增强国际科研合作,进一步吸纳符合要求的新成员,发展和建立新的国际性骨科研究机构。

美国ORS前主席Theodore Miclau博士被选举为第一届ICORS主席。中国被选为首届ICORS大会举办国,在2016年在西安成功召开了首届ICORS大会。

二、中国骨科基础研究的发展

中华骨科学的发展有悠久的中医骨伤科的基础,又有西方现代骨科学发展的成就。如现代骨科器械的雏形小夹板实际上是骨折外固定器的雏形。

1980年,在天津举行的中华医学会第一次骨科学术会议上,正式成立中华医学会骨科学会;1985年,举办了第二次全国骨科学术会议,以骨肿瘤、关节疾病、骨科基础研究、新的诊断方法、治疗技术及骨科医师培训等内容为重点,并在会议期间成立了骨科基础学组。经历40余年的不懈努力,目前由中国内地及港澳台地区骨科基础研究人员和从事基础研究的临床专家组成了近50位委员的学术组织,成为中华医学会骨科分会的重要学组之一,负责骨科领域科学研究与学术活动组织,促进和整合我国骨科学界的基础研究和成果转化,并在新技术应用、新材料研发等方面发挥积极的导向作用。

中国骨科基础研究的发展历程可简要归纳为5个特性鲜明的阶段。

(一)第一阶段(1978以前)

当时没有独立的骨科基础研究学组,缺乏专业的骨科基础研究机构和研究人员,缺乏专业的骨科实验室,骨科医师对基础研究的重要性缺乏认识。

(二)第二阶段(1978—1982)

我国开始招收骨科学研究生,因培养研究生的需要,骨科专业人员在全国主要城市和大专院校开始建立骨科实验室。实验室以研究生为主体,围绕骨科临床进行基础研究。

(三)第三阶段(1982—2001)

第一次组建中华医学会骨科分会基础学组。由于基础学组规模小,缺乏影响力和专业人才队伍,学组组织的学术活动只能采取与骨科其他学组联合举办的方式。不少大的医学院校已初步建立了骨科实验室,但没有形成各自的研究方向和特色。

(四)第四阶段(2001—2006)

基础学组首次开始独立主办学术会议。2003 年,骨科基础学组在上海独立举办"第六届全国骨科基础学术会议",逐步开展规范的骨科基础研究。全国有影响的医院和大学院校开始成立越来越多的骨科基础研究机构。越来越多的骨科医师开始重视骨科基础研究,骨科基础研究专业人才队伍逐渐壮大。但在发展的同时此阶段有明显的弱点,包括:①缺乏稳定的、高水平的基础研究队伍;②缺乏明确的、有特色和结合自身优势的科研方向,有盲目追随国际潮流的倾向;③缺乏将科研成果转化为生产力的意识。

(五)第五阶段(2006 至今)

中国骨科基础研究加强与国际接轨,骨科基础学组对外启用 Chinese Orthopaedic Research Society 名称(简称 CORS),在骨科基础学组组织下,开始了每年一度的国际 CORS 大会,出席骨科基础研究学术会议的人数剧增,并开始与国外骨科基础研究专家建立了广泛、紧密的合作关系。为了表彰青年基础研究人员,设立骨科基础研究奖——赵以甦骨科基础研究奖。目前,CORS 在全国有近 30 多所专业的骨科基础研究机构,拥有近 2 000 人的专业骨科基础研究人才队伍,每年培养 3 000 名以上的骨科研究生,各个骨科基础专业研究机构形成了自己的研究方向和特色,在外周神经修复、同种异体组织移植技术、脊柱退变性疾病的研究、干细胞和组织工程骨修复技术、脊柱畸形矫正、骨科创伤、运动医学、关节损伤和关节软骨修复的研究、骨科代谢疾病、3D 打印技术和相关骨科内植入物等方向均取得突出成就。

三、目前中国骨科基础研究领域的热点

我国骨科基础研究一直呈现百花齐放、百家争鸣的态势。但从国家自然科

学基金获批情况分析，近十几年来，骨、关节、软组织退行性病变及骨、关节、软组织损伤与修复类别所获得的资助项目涨幅最大，增长超过 2 000%，这个数据真实地反映出近年来我国骨科基础领域研究的重点与热点，我国骨科基础研究人员的确在以上这两方面做出了令世界瞩目的工作。

我国与临床科室为一体或紧密结合的骨科基础研究发展优势明显，但尚存一些薄弱环节。

(1)目前，国内骨科基础研究跟踪国外研究较多，缺少原创性和创新性的基础研究，在国际专业领域中形成的领军团队比较少。

(2)中国的骨科工业远远落后于美国等发达国家，如在人工关节方面，国外高端人工膝关节和髋关节基本全面占领中国市场，同样情况也出现在脊柱和创伤产品上。我们的基础研究水平落后，技术人才缺乏，导致材料、机械加工和设计水平的落后。缺少专职从事研究脊柱、关节运动的科研人员，缺少从事骨科生物材料研究的中心，缺少骨科内植入物评价临床中心等，这些都是制约我国骨科转化医学研究的客观原因。

(3)我国最大的优势是丰富的临床患者资源，但由于缺乏多中心临床研究的领军团队，真正有价值的多中心随机双盲临床试验较少。

四、我国骨科基础研究的未来发展

我们应发挥自身优势，加强骨科转化医学的研究及应用，更好地解决各种临床所面临的问题。

(一)加强与 COA 各学组的联系和合作

我国的骨科基础研究近年来取得了长足的发展。除日常工作外，每年一度的骨科基础研究大会也随着 COA 大会的发展而日益发展。与 COA 合并且在 COA 的前一天召开 CORS 的思路是效仿了国际骨科与创伤年会和美国 AAOS 的会议举办模式。这为骨科基础学科与临床实践紧密衔接提供了保障。

(二)积极参与国际学术交流与合作

通过祖国的改革开放，近 40 多年人员交流和课题合作增多，我国学术交流活动频繁，骨科事业也越来越繁荣。中华医学会骨科分会基础组的 CORS 大会成了中国的骨科基础研究领域的标志性学术交流平台，会议模式、会议风格、会议程序日趋成熟，形成独有的特色和达到逐步与国际接轨的水准。尤其是我国作为 ICORS 创会国，在意大利威尼斯第 8 届国际联合 ORS 年会(Combined ORS)会议上成立了国际骨科研究联合学会，并历史性举办了第一届 ICORS 国际年会。这是中国CORS展现给世界骨科研究界的重要契机，这无疑将搭建起中国骨科基础研究与世界全面接轨和共同发展的桥梁，让更多的国际骨科基础研究同道能够参与中国骨科基础研究的成果和转化，推动我国骨科基础研究的快速发展。

(三)推动骨科转化医学研究

现代生命科学、信息学的高速发展推动了基础医学研究的深入。世界范围内对基础医学研究的投入大大增加，各类基础研究成果不断涌现。另外一方面，在临床工作中传统的治疗方法和手段仍然占主流，基础研究的成果很难短期内在临床上得以体现。因此，如何沟通临床应用与基础研究之间的“鸿沟”不仅仅是中国问题，而且是包括美国在内有优秀骨科基础研究能力机构面临的问题。鉴于此，包括美国在内的有较长现代骨科基础研究史的国家和地区骨科研究机构越来越注意当前基础研究和研究人员与临床脱节的问题，为此美国国立卫生研究院提出了医学转化研究“倡议路线图”，来促进科研成果的临床转化。

骨科转化杂志(*Journal of Orthopaedic Translation*，*JOT*)是与CORS合作多年的国际华人学术团体2013年创办的骨科领域首个和目前唯一的英文骨科转化医学杂志，由华人基础和临床工作者共同创立，旨在为国际骨科社群在学术研究和产业化方面提供一个临床和转化研究人员分享创新进步成果的平台。

JOT的创办是国际骨科基础和临床研究的一个重要里程碑。作为专注于转化医学的肌肉骨骼及相关领域的科学期刊，JOT的内容涵盖了科学探索和监管调查，注重将临床前研究有侧重点地转化为临床应用，其内容包括新的生物技术、医疗器械、生物材料、生物工程、疾病特异性生物标记物、细胞与分子医学、基因组学、生物信息学、应用免疫、分子成像、新药开发，还有管理条例及卫生政策。通过JOT发表文章可有益于临床应用。还可将实验室里、临床上及人口研究的科学新发现转化成新的临床工具和应用程序，改善人类肌肉骨骼及相关系统的健康问题，减少疾病的发生率与病死率。JOT的创办将加速转化的进程，缩短骨科转化的漫长旅程。

第二节　创伤骨科发展史

一、概述

史前文化遗址出土的人骨即存在骨折愈合的痕迹，提示在史前文明可能存在骨折的复位和夹板固定的医疗行为。

公元前 1600 年前，古埃及流传下来的埃德温・史密斯手稿记录了 48 例创伤病例，该手稿仅长 5 m，记载了鼻部骨折的处理，涉及伤口的缝合、用蜂蜜治疗感染伤口，以及脊柱脱位骨折的处理，其中有关于下颌关节髁状突骨折的绷带固定治疗的描述，类似现代头帽兜固定的治疗方法。

史上记载的第一本创伤学的治疗指南，为古希腊伯里克利时代医圣希波克拉底所著，其生活年代约为公元前 460－370 年，被西方尊为“医学之父”。希波克拉底勇敢地冲破禁令，秘密进行了人体解剖，获得了许多关于人体结构的知识。在他最著名的外科著作《头颅创伤》中，详细描绘了头颅损伤和裂缝等病例，提出了施行手术的方法。希波克拉底对骨折患者提出的治疗方法是合乎科学道理的。他提出对开放性骨折伤口清洗、牵引复位，后人将他发明的用于牵引和其他矫形操作的牵引床称为“希波克拉底牵引床”。其发明的肩关节脱位复位方法被称为“希波克拉底法”，在临床上仍在广泛应用。

考古学家 G.Elliott Smith 教授在 1903 年于埃及发掘出两具具有夹板固定骨折的人骨标本，并且其中一具前臂开放性骨折的标本还被发现断端处有植物纤维填塞伤口的痕迹，这证明公元前 300 年的时期，古埃及医师已经掌握了骨折固定的技术。

晋朝(265－420 年)葛洪的《肘后救卒方》中首次记录了小竹片固定骨折的方法。

公元 5 世纪罗马帝国的坍塌和西半球政治体制的分裂导致了文化和科技的加速进步。公元 10 世纪左右，创伤代表人物伊斯兰医师 Abu al Qasim(阿布卡西姆)对希波克拉底的骨折治疗理论予以继承和发扬，阿布卡西姆称自己用绷带夹板复位固定骨折的技术为“手术”，他详细阐述了该技术的要求和操作细节。

1077 年，世界上第一所医学院在意大利萨勒诺(Salerno)成立，教授外科课程。

1163 年，由于教会对流血的排斥（“教会憎恶流血”），法国图尔斯委员会将医学的内外科分开，该专业划分的举措产生了深远意义，疝气、尿路结石手术被认为是和理发师、验光配镜师从事的职业一样的手艺活儿，原本为一体的古代医学被拆分为内外科，外科手术学不再在医学院校中教授，内科医师被禁止手术，外科学包括创伤外科学的发展受到挫折。该时期，法国和意大利发生过多起运动反对将医学按照内外科进行无意义的划分。在该时期，“理发师外科医师”是一个历史特定称谓，当时内科医师认为从事外科手术是低下的工种，理发师被认为应该从事理发到截肢所有与“切割”相关的操作。理发师往往带着自己的工具包（当然包括锋利的剃刀）在战场上对负伤的战士进行外科操作，当时战场上最多的外科操作是截肢术。

Bernardino de Sahagu（1499－1590，西班牙传教士）在其游记内描述了墨西哥阿芝泰克族的一位女医师用木棍插入患者骨髓腔中治疗骨折不愈合。

Benjamin Gooch 于 1767 年发明了治疗骨折的固定支具，根据不同的解剖部位，他设计了不同的支具，包括内衬（图 1-1）。

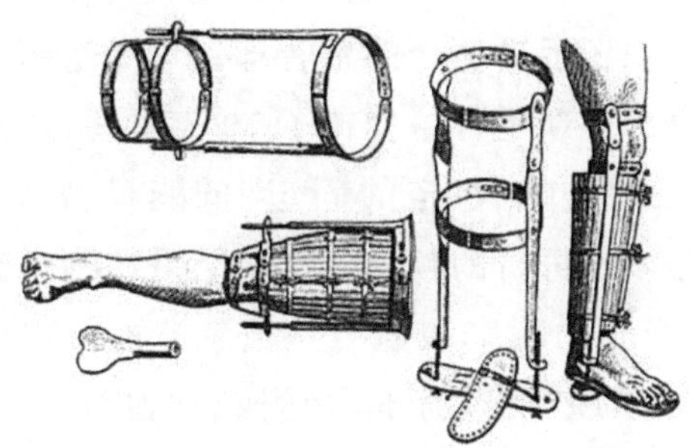

图 1-1 Benjamin 于 1767 年发明的骨折固定支具

1852 年，荷兰的 Antonius Mathijsen（1805－1878）发表的论文首次提出了石膏绷带固定骨折的方法。1890 年，德国乌兹堡的 Albert Hoffa 首次系统性地阐述了牵引治疗骨折的方法。

Ambroise Paré（1510－1590）于 1564 年提出截肢时结扎血管的重要性，并提出对开放性骨折进行扩创和清创。Le Petit 于 1718 年介绍了止血带的应用，下肢截肢患者病死率从 75%降到 25%。

1770 年，法国图卢兹 Lapujode 和 Sicre 首次应用金属丝固定骨折；1850 年，法国 Cucuel 和 Rigaud 报告了螺钉固定骨折的方法；德国汉堡 Hansmann 于 1886 年报告接骨板固定骨折；1841 年，普鲁士外科医师 John Friedrich Dieffenbach 报告象牙和牛骨髓内钉在骨折不愈合病例中的应用。法国 Malgaigne 于 1853 年首次报道外固定架在骨折中的应用。

1940 年,德国 Kuntscher G 发明现代髓内钉雏形——Kuntscher 钉。

Albin Lambotte(比利时,1866—1955)是接骨外科手术及内固定应用先驱;Robert Danis(1880—1962)是现代接骨术之父,其提出骨折早期进行肌肉功能锻炼的主张。

Gavriil Abramovich Ilizarov(1921—1992)是前苏联的骨科医师,于 1951 年发明了外固定架系统。他从驾驭马车的马具得到灵感,发明了通过横穿骨的细钢针和体外的环形支架相连的结构固定的 Ilizarov 外固定架。Ilizarov 外固定架的张力细钢针和环形结构比单边外固定架具有更好的稳定性,能方便患者早期负重。现在的 Taylor Spatia 外固定架就是在Ilizarov环形外固定架的基础上发展而来的。

在骨折治疗方面,Ilizarov 强调保留血供和成骨组织、解剖复位、稳定固定、肌肉和关节的功能活动、早期活动。

牵开成骨的方法是 Ilizarov 在一次偶然的经历中发现的。一次,一个本应该对不愈合的骨折端通过加压促进愈合的患者却错误地进行了牵开,Ilizarov 恰恰发现在牵开的间隙内会出现新生骨。他花了 10 年时间,通过一系列的动物实验证明理想的牵开成骨条件包括稳定的固定、低能量截骨、5～7 天的等待期、1 mm/d的牵开速度、分 4 次进行的频率。这些结果和临床研究是一致的。而在他之前,骨延长过程中牵开的频率和速度是被忽略的。Ilizarov 还提出了“张力应变定律”:在逐渐、缓慢的牵张应力下,骨组织和血管、神经、皮肤等软组织会再生。

Ilizarov 外固定架主要应用于纠正肢体的成角畸形,治疗复杂或开放的骨折、肢体不等长、骨折不愈合,以及其他技术不适合的感染性不愈合。

Letournel 教授(1927—1994)是当代髋臼骨盆骨折领域的代表性人物。Letournel 教授致力于复杂髋臼骨折治疗的研究,他毕生积累总结出的手术技术和丰富经验已经被奉为骨折手术的经典。他的贡献主要在于对髋臼骨折详细的影像学研究与解剖描述,以及建立在前两者研究基础之上的骨折分型概念。在此基础上,又继续拓展出了手术入路、复位技术和器械设计等方面的研究成果。尽管经过其他专家学者的补充和改良,Letournel 最初提出的关于髋臼骨折解剖描述、诊断和手术技术等原则在既往 40 年内一直不可动摇。1961 年,Letournel 与 Robert Judet 共同发表题目为“Fractures du Cotyle Etude d'une serie de 75 case”(译为"75 例髋臼骨折的治疗")的论文,首次提出了髋臼骨折的分类概念,并得到了世界性的认同。这一分类系统为创伤科医师理解髋臼骨折的复杂机制提供了非常大的帮助。Letournel 共出版了 3 本关于髋臼骨折的教科书,都是与 Robert Judet 共同合作。Letournel 的成果将我们对髋臼骨折的理解提升到了全新的层面。

髓内钉发展到今天,经历了漫长的时间。按照髓内钉的材质和固定理念的变化,将其经历的漫长时间分为 5 个阶段:髓内钉前时代、髓内钉萌芽阶段、初期阶段、中期阶段和发展阶段。髓内钉前时代主要特点是以各种不同的固定方式进行骨折的手术治疗,缺乏较为统一的固定方法;髓内钉萌芽阶段主要特点是以象牙和牛骨为材料进行骨折固定;初期阶段主要特点是以金属固定材料进行髓内固定,但在此阶段金属材料生物相容性较差,相关并发症发生率较高;中期阶段(髓内钉发展的新阶段)主要以 Kuntscher 设计的抗腐蚀钢制 V 形髓内钉为代表,取得了良好的临床效果;发展阶段主要以 Kuntscher 发明的导向髓腔锉和锁定髓内钉为代表的髓内钉技术的革新和发展为特点。

德国医师 Gerhard Kuntscher 早期对骨折愈合的生物力学机制及骨折长期制动所带来的不良影响进行了大量研究。他在考虑到骨折早期功能锻炼和减少医源性因素造成不良影响的情况下,发明了钢制髓内钉固定方式。此方法既可以保证骨折端在良好的位置,又可以使邻近关节早期活动,避免关节僵硬和肌肉萎缩并发症的发生。但由于二战的爆发,使得此项发明并没有在世界范围内传播。1939 年 11 月,Kuntscher 基于自己的研究成果在西方骨科历史上第一次为一名从甲板上摔下致左粗隆下骨折的造船工程师进行了手术治疗。他将自己的技术称为"marrow nailing"技术,其采用 V 形弹性髓内针进行复位固定治疗,几天后患者就可负重行走。其设计的抗腐蚀钢制 V 形髓内钉用于髋部骨折和股骨干骨折,取得了良好的临床效果。这标志着髓内钉技术新阶段的开始。

之后,Kuntscher 报道了采用其发明的髓内钉治疗 39 例骨干骨折患者的成功经验。1940 年 3 月,Kuntscher 在第 64 届德国柏林外科学会上报道了其发明的髓内钉治疗 13 例骨干骨折的研究结果,并展示了其设计的股骨、髋部、肱骨及胫骨骨折的各类髓内钉,并且在会议上阐述了该类髓内钉技术可以用于所有骨干骨折、假关节畸形的治疗及关节融合。但由于 Kuntscher 的观点与当时公认的 Danis 切开解剖复位固定的观点不同而遭到德国创伤保守学派的强烈反对,他们认为 Kuntscher 的治疗方式不符合骨折愈合的生理状态,并称其"仅是形式上的治疗"。

二战期间，Kuntscher 发明的钢制髓内钉技术在奥地利和芬兰战场上得到了广泛应用。二战后期，此技术在苏格兰、法国、俄国、英国、荷兰和西班牙等国逐渐开始采用。1941－1944 年，Kuntscher 作为德国军医在芬兰进行了大量髓内钉手术，其中美、法战俘患者在 1945 年二战结束后返回祖国，向当地医师展示了自己骨折迅速愈合的经历和留在髓腔中的髓内钉，震惊了当时的骨科界。在二战结束之际，这种技术也逐渐在世界范围内被推广应用。

1957 年，Kuntscher 在美国外科协会首次介绍了可导向髓腔锉，这是他对髓内钉技术发展的又一重要贡献。该技术可使较大的髓内钉顺利通过骨干狭窄部位，从而可选用直径较粗的髓内钉。随着髓内钉技术的发展，其治疗骨折遇到的最大问题是粉碎性骨干骨折的治疗，原先的髓内钉抗短缩和抗旋转能力较差，因此无法应用于粉碎性骨折的治疗。针对此问题，Kuntscher 在 1968 年慕尼黑召开的德国外科大会上，展示了同他的学生一起发明的新型髓内钉固定系统，并将其称为“留置钉”。此钉可将骨折端承受的应力分散到折端远近处，通过远近端的交锁固定针来固定髓内钉的位置，从而抵抗旋转应力。此固定系统便是今天为大家熟知的交锁髓内钉的前身。

1972 年，Kuntscher 同意将此固定系统名称用“交锁髓内钉”代替“留置钉”。按照 Kuntscher 髓内钉固定原则，今天我们所谓的交锁髓内钉实质上是利用其内置夹板联合锁定螺栓作用进行固定。

虽然 Kuntscher 在髓内钉固定技术中作出了卓越的贡献，但令人遗憾的是他从来没有担任过任何大学职务。1972 年 12 月，Kuntscher 在撰写髓内钉新著时因心脏病发作去世。大多数人并没有认识到 Kuntscher 生前的辉煌成就，在他逝世后，他的朋友、学生和同事们组织了一个以他名字命名的学会，以推广他的技术。

天津医院在中华人民共和国成立初期在骨折治疗方面作出了突出贡献。在开展中西医结合以前，骨折治疗上采用“广泛固定，完全休息”的医疗原则：先整复、再固定、后恢复功能，使用“石膏、牵引架、金属内固定”，但疗效并不理想。1959 年，在方先之教授的倡导下，主任医师尚天裕继承中医正骨的方法，结合现代科学成就，从临床实践中总结出中西医结合治疗骨折的正骨法(手摸心会、拔伸牵引、旋转回绕、屈伸收展、成角折顶、端挤提按、夹挤分骨、摇摆触碰、对扣摆合、按摩推拿)，灵活地运用于各种骨折。在固定方法上，从中医各家所使用的竹片、竹帘、木板、树皮、纸壳等外固定的用具中，选择弹性、韧性和可塑性比较好的柳木，依照肢体的外形制造成 12 套夹板，并从患者实践经验中总结出一套练功术式。

由此形成了一套以小夹板固定为主要特点，以手法复位和功能锻炼为主要内容的中西医结合治疗骨折的新疗法。这一方法在现代骨折内固定技术引进前，在我国曾广泛使用。

1976 年，北京积水潭医院王亦璁教授担任了创伤骨科主任。他在著名的骨科专家孟继懋的指导下编纂了《骨与关节损伤》一书。因其封面为白颜色，被创伤骨科医师称为“白皮书”。这本书对中国骨科的教育产生了一定的推动作用。

二、AO 组织对现代创伤骨科的影响

图 1-2 显示的是位于瑞士达沃斯镇外、阿尔卑斯山麓草场边的一处建筑，也是全世界很多骨科医师非常熟悉的一幢房子，这是“AO”的学术组织所在地。在 AO 的故事里，骨折治疗发展史是不可或缺的。

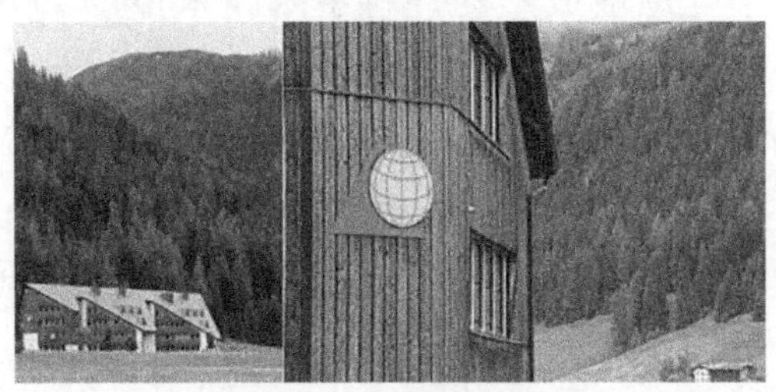

图 1-2 瑞士达沃斯 AO 总部

1561 年，法国理发匠兼外科医师 Ambroise Parre 发明了一种稳固骨折肢体用的支具(图 1-3)，这是人类历史上记录较早的以外固定手段处理骨折的方式。

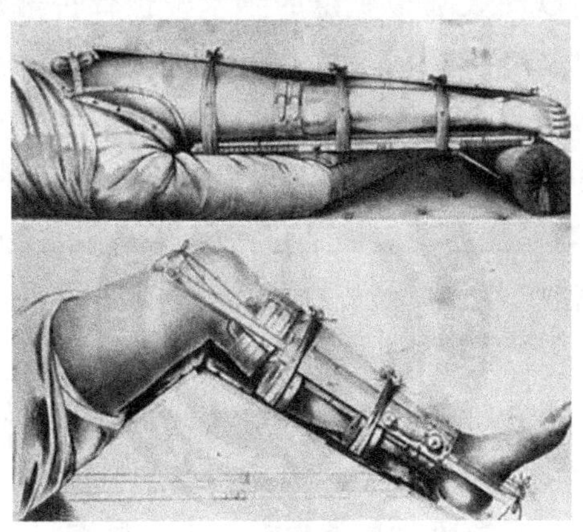

图 1-3 Ambroise 支具，始于 1561 年

1798 年，来自欧洲的旅行者 Eton 在其《土耳其帝国游览》(A Survey of the Turkih Empire)一书中记述了自己在奥斯曼土耳其帝国所看到的骨折治疗实

景:“我看见帝国的东部有一种固定骨骼的方法……用一个与肢体形状确实相符的而没有一些压迫的石膏盒子包住患肢,在几分钟以后,石膏就变成固体并坚实……”这是人类最早关于石膏外固定的记载。和外固定支具一样,石膏作为人类骨折治疗的先驱手段,很稳定地延续到了今天。而人类对于骨折治疗的最初,至今依然还是最根本性的认识——维持伤肢稳定——从几百年前的时代就已奠定。

时至19世纪、20世纪之交,由于现代战争中火器的广泛应用及全球工业化所带来的大量骨折和四肢损伤,使得骨科治疗快速成长为一个独立、备受关注的新学科。诊所和医院里开始出现专门的骨科病房,为骨折的伤患提供医治和看护。当时的“医治”也很简单,就是“等”——等待骨折愈合。

然而19世纪后半叶逐渐成形的外科手术技术,对人体解剖结构的日益熟悉,再加上李斯特等医学家所奠定的现代无菌手术观念,为骨折治疗带来了外科意义上的突破。1897年,由Clayton Parkhill医师成功实施的一例胫骨骨折外固定支架手术,拉开了外科干预性手段治疗骨折的序幕。当时的“外固定支架”是在1840年法国医师Malgaigne提出的概念基础上,切开皮肤、直视下将金属钉扎入骨骼,再在体外用金属杆连接的一个操作过程,用现代人的眼光来看,做法很原始,也有点野蛮。但这一尝试给医师所带来的体验是前所未有的,骨折端的稳定比支具、悬吊、石膏明显提升了一筹。

当时享誉欧洲的外科巨匠Albin Lambotte医师为外固定支架理念的成功兴奋不已,并成为当时欧洲大陆最坚定的手术干预骨折治疗的支持者。他身体力行实施了大量的外固定支架手术,并难能可贵地留下了翔实的病患档案、手术计划图稿,以及术中术后临床数据,成为骨科领域循证医学的先驱。

沿用至20世纪30年代的外固定、制动疗法所带来的不良后果,也被各国骨科医师所逐渐认识。当时美国著名的外科医师George Perkins描述了一系列他称为“骨折病”的保守治疗并发症候群:肢体僵硬、肌肉萎缩、皮肤营养不良、伤肢血液循环不善等。这一情况究竟有多严重呢?根据20世纪50年代初期瑞士联邦保险机构SUVA的一个档案记载,1920～1940年的下肢骨折患者(多为保守治疗)中竟有高达40%者因各类后遗残疾而丧失劳动能力,需申领伤残保险金。Perkins医师指出:“绝大多数骨折后残疾都是由治疗方法不当,而非骨折本身带来的。”这一阐述可谓入木三分,迫使骨科医师们认识到:要想避免“骨折病”的发生,就必须实现患肢的尽早活动,可是,这样一来又怎样避免骨折发生位移呢?

手术内固定的想法开始在医师脑海里萌生。毫无疑问,这是人们所能找到的、同时实现上述2个目标的最佳途径。首先实施骨折内固定手术的先驱是比利时的 Robert Danis 医师，他是历史上采用接骨板、螺钉实施骨折切开复位、骨折端加压、内固定手术的第一人，也是第一个提出“Oeteo Synthesis”概念的医学家。1947 年，Robert Danis 医师提出了“骨折一期愈合”的理论：通过手术内固定而实现骨折端的加压、缝隙消失，以利于骨细胞快速桥接骨折断端，实现早期愈合。

历史走到这里，已是二战硝烟散去的 20 世纪 50 年代，各种内固定手术、围术期治疗理念、固定器械和方法，已如雨后春笋般在大洋两端的欧美各处产生，以至于有了一些野蛮生长的态势。每个国家乃至不同地区、不同医院、不同派别的医师采用自己的一套方法、自己发明的器械来治疗骨折，治疗结果千差万别，彼此间也没有一个共同认可的标准或规范用以比较和交流治疗上的观点。很显然，这种局面即将对新生不久的骨科治疗带来前进的阻碍。

至 20 世纪 50 年代，源于欧洲各处的骨折治疗新思维、新方法，已如雪山消融而下的涓涓细流，逐渐汇集成川。这医学创新的汩汩溪流，势将汇成怒动的波涛，冲开一个新时代的大门。开启这道时代之门的，是两位瑞士医师及他们的志同道合者，为首的一位是 Maurice Edmond Muller 教授(1918－2009)。Muller 教授出生于瑞士小城市 Biel，业余时间喜爱赛艇运动，在赛艇俱乐部里，他初识了同为骨科医师的 Robert Schneider 教授。

两位医师在交流中，讨论了比利时医师 Robert Danis 所倡导的骨折内固定理念及近20 年来诞生的各种治疗与康复学说。他们认为，很有必要对骨折的治疗做出一套全面的、规范化的指导思想梳理，并通过一系列的器械和内固定创新，来显著提升骨折的治疗结局，减少因骨折或治疗不当带来的永久伤残或功能丧失。

1958 年 11 月 6 日，Maurice Muller 医师、Martin Allgower 医师、Robert Schneider 医师、Hans Willenegger 医师、Walter Bandi 医师，以及志同道合的 9 名工程技术人员，在瑞士伯尔尼成立了一个名为“骨折内固定研究小组”的团体，德文名 Arbeitsgemeinschaftfur Osteosynthesefragen 的缩写为 AO(英文缩写 ASIF)(图 1-4)。这 14 名成员希望这个名为 AO 的研究小组，在骨折治疗、器械研制、数据积累方面达成共识，通过各自的临床实践去验证这些共识，并进而通过教学让这些共识去影响更多的医师。多年以后，早期创始者的这几项初衷正式成为 AO 组织的四大支柱和立身精神，推动 AO 组织从一个 14 人的小团体成为世界首屈一指的学术平台。

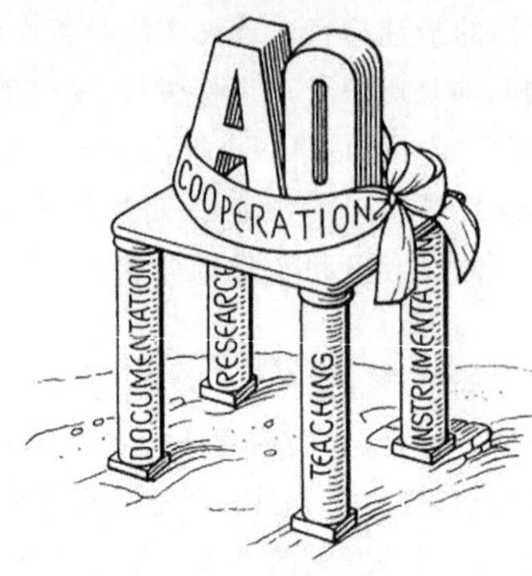

图 1-4 1958 年 11 月 6 日，“骨折内固定研究小组”成立于瑞士伯尔尼

1987 年，古稀之年的 Muller 教授提出了骨折分型的 AO/Muller 标准，成为全世界骨科医师通行的学术与临床语言。

Muller 教授还是一位了不起的关节外科大师。20 世纪 50—70 年代，由 Muller 教授设计的几个人工关节假体及相关器械，在很大程度上影响过现代关节外科的发展，也使得 Muller 成为 20 世纪与英国的 John Charnley 教授齐名的 2 位欧洲关节外科鼻祖。

Muller 医师所主张的手术切开解剖、坚强固定，与出身普外科、高度重视软组织的 Allgower 医师所倡导的保护皮肤肌肉，结合欧洲 19 世纪末以来的术后康复优良传统，构成了最早的 AO 骨折治疗理念。

1963 年，首部系统阐释 AO 理念和技术的《AO 内固定手册》出版，标志着 AO 理念已经成为主流的骨科治疗学说。

20 世纪 60—80 年代是 AO 理念快速发展的时期，在创伤骨科领域，不断追求骨折血运保护的理念引领出动力加压接骨板(DCP)、有限接触-动力加压接骨板(LC-DCP)、点状接触接骨板(PC-Fix)等器械的诞生，有的至今仍在骨折治疗中发挥极重要的作用。AO 理念依然循着它创立伊始的信条——理论创新、临床数据积累、器械技术研发及教育培训实现医务人员的思维转化。

中国数千年来的传统医学中，正骨与矫形一直是个重要的组成部分。至宋元之际，骨折整复已经正式成为一门临床学科，并已演变出不同的治疗观点和技术流派。遗憾的是，直到 20 世纪初，中国传统医学中的骨折治疗依旧停留在经验传授、手法至上的技术层面，其间还夹杂有不少玄秘的成分，没有发展成为一个能够客观解释骨折生理现象，并指导内外科综合手段的理论体系。与此同时，自19世纪后半叶以来，由西方传教士等带来的近代手术技术和骨折处理观念，则使中国人多少有些被动地与西方骨折治疗技术邂逅，并缓缓浸入其中。

1936年，由美国人建立的北京协和医学院任命了建院以来的第一位华人骨科主任——孟继懋教授(1897－1980)。毕业于芝加哥拉什医学院的孟继懋，曾师从 Smith Petersen、Watson Jones 等骨科巨匠，与同一时代陆续归国的叶衍庆、任廷桂、牛惠生、胡兰生、朱履中等教授，组建了中华医学会骨科分组，也是中国历史上最早的现代骨科学术组织。1957年，孟继懋教授任北京积水潭医院院长，创建了中国规模最大、专业最全的创伤骨科，成为我国现代创伤骨科的发祥地之一。

1953年，天津医院的方先之教授开办了骨科医师训练班，为新中国骨科培育人才种子；20世纪60年代初，上海的屠开元、陈中伟等教授相继完成动物体和人体断肢再植手术的基础探索，并在世界上首次实现断臂再植成功。

1989年，第一次中国 AO 教育课程在北京积水潭医院举行，揭开中国 AO 理念传播的序幕，此后每年一次稳步实施。

中国医师在其日常实践中，处理着世界上无可匹敌的巨大数量和复杂程度的骨伤科案例，所积累的经验如何转化成为真正符合中国患者生理学、社会学需要的术式和器械，而不是无条件接受以西方人数据为基础而提出的 AO 内固定是摆在中国骨科人员面前的课题。也许，这还需要一至两代人的时间去解决，但相信到了那一天，中国骨科人已经深刻理解了 AO 的科学精神，并掌握了 AO 的系统化科研方法，已经打造出国人自己的骨科教育和转化平台来。

第三节　关节外科发展史

关节外科作为一门学科，兴起于20世纪50年代，20世纪80年代初迅速发展。1840年，美国 J.M.Carnochan 进行了下颌关节成形术并植入橡木片(非生物材料)，这一手术应该说是人工假体置换术的开端。1891年，德国 Gluck 用象牙股骨头与髋臼首次进行了全髋关节置换术，使用镀镍螺钉及骨胶作为黏合剂固定假体，这对骨水泥型全髋关节置换的应用起到了启蒙作用。1923年，Smith

Petersen 设计了玻璃杯关节成形术。1938 年，Smith Petersen 发现牙科医师使用的钴铬钼合金材料生物惰性强，在人体内生物相容性较好，将其做成钟状开口的金属杯，但长期疗效不佳。1963 年，Charnley 的低摩擦关节问世后，各类型人工关节相继出现，但临床效果都不如 Charnley 髋关节假体。后来随着层流手术间、个人隔离系统、计算机辅助设计及制造技术的兴起，关节外科逐渐形成以髋膝关节置换术为主体，肩、肘、腕、踝、指间关节等多关节置换共同发展的蓬勃局面。同时，随着对患者主观感受及成本效益的重视，关节外科逐渐向微创化、个体化的方向发展。

一、髋关节置换术发展简史

(一)早期探索阶段(1822—1937)

1822 年，Anthony White 在伦敦为一位 9 岁男孩于大转子下方行关节外截骨成形术，术后畸形得到矫正，疼痛缓解，假关节活动满意。1876 年，Barton 于宾夕法尼亚医院为一位水手行小转子上方关节截骨成形术，术后假关节功能满意，但 6 年后该关节再次发生骨性融合。

1840—1860 年，美国 J.M.Carnochan 首先进行了关节内置放非生物材料的关节成形术，可以说是关节置换术的开端。J.M.Carnochan 将一位下颌关节强直患者的下颌骨颈切除，同时于关节间隙内放置橡木片，使关节可以活动，后来由于木片被排出而失败。1880 年，Ollier 利用关节周围软组织形成新的关节面，首创了关节面成形术。此后，Lexer、Payr 及 Beer 等利用筋膜皮肤行隔离型关节成形术。1919 年，Beer 于美国巴尔的摩医院使用经络处理的膀胱施行了关节成形术。

1891 年，德国 Gluck 使用象牙股骨头与髋臼首次进行了全髋关节置换术，使用镀镍螺钉及“骨胶”(即由松香、浮石粉和塑料混合制成的黏合剂)固定假体。Gluck 无疑是骨水泥型全髋关节置换术的先驱。1895 年，Jones 设计了金铂关节成形术，于股骨大转子下方截骨，同时将金铂覆盖于截骨面上，并于 1908 年在英国医学杂志上作了相关报道。1910 年，德国的 Dethert 用橡胶假体施行了全髋关节置换术。

1923 年，Smith Peterson 在波士顿设计了玻璃杯关节成形术，被认为是髋关节置换术的鼻祖。最初，他观察到留存于患者体内的玻璃碎片被纤维组织包裹并形成滑囊，这种发现促使他产生了一个想法，即将异体材料置入关节，使周围组织在修复过程中形成新的关节面。于是，他使用玻璃设计了一种杯状假体，并将其套在股骨头表面，但最终因玻璃杯易碎裂而失败。后来又改用硝化纤维塑料，但由于其组织相容性差，因严重的组织排斥反应而被迫放弃使用。1933 年，他采用耐热的硼酸玻璃，术后 1～2 年关节面变得光滑而且比较坚固。1937 年，他再次改用酚醛塑料，但效果仍欠佳。

(二)雏形阶段(1938—1957)

第二次世界大战过后，由于科学技术的发展，人工关节材料、设计及生物力学的研究，人工关节初现雏形。

1938 年，Smith Peterson 从牙科医师 Cook 使用的钴铬钼合金材料中受到启发，他发现这种合金材料生物惰性较强，组织相容性较好，只产生很弱的组织反应。因此，他开始使用钴铬钼合金杯假体，并且实施了约 1 000 例髋关节成形术。这种金属杯假体外形类似“钟”状，杯口张开，能够较好地保持假体在髋臼内的位置，允许股骨头在金属杯内自由活动，同时金属杯外层与髋臼关节面之间也能活动，类似于目前使用的双动股骨头。但临床实践表明，假体边缘容易被组织包埋，最后与髋臼完全粘连，继而造成金属杯与股骨头间磨损增加，术后患者关节疼痛、股骨头缺血性坏死现象十分常见，长期疗效欠佳。在他去世后，他的助手于 1957 年发表文章报道了这一临床现象。

同时期，Phillip Wiles 在伦敦 Niddlesex 医院使用不锈钢假体为 6 例 Still 病患者实施全髋关节置换术。他使用螺钉固定髋臼假体，同时使用螺栓将股骨头假体固定于股骨颈上。因此 Phillip Wiles 被认为是第一位真正施行全髋关节置换术的医师。

1939 年，Haboush 对 Smith Peterson 髋关节假体系统进行了改进，设计了带边缘的钴铬钼合金杯。1940 年，他在纽约实施了 2 例关节置换术，但因疗效较差而被迫放弃使用。之后他在纽约的实验室用水做润滑剂，对钴铬钼合金股骨头假体、丙烯酸酯髋臼假体进行磨损试验，这是首次对人工关节的磨损情况进行研究。同年，也有学者使用黄铜和不锈钢假体行髋关节置换术。

1941 年，美国 Moore 和 Bohlman 设计了自锁型人工股骨头假体，其柄较长、直形，且柄上有孔，但术后疗效欠佳。同年，F.R.Thompson 设计了弯柄股骨头假体，成为后来的 Mckee、Muller、Harris 和 Aufranc Turner 全髋关节股骨头假体的原型。后来 Smith Peterson 的助手 Aufrance 和 Luck 都对钴铬钼合金杯关节置换术做了改进，放弃了原来的“钟”型设计，假体外形更接近圆球形，增加了假体内侧面与股骨头间的稳定性。Urist 和 McBride 设计了凸面带尖和脊状突起的髋臼假体，现代某些髋臼假体仍沿用这种模式。

1946—1958年，Judet兄弟在巴黎采用短柄的股骨头假体进行了半髋关节置换术。假体由丙烯酸酯热压成形，柄中心有一金属棒，置换时将柄顺股骨颈断面处穿入，从大转子外侧皮质处穿出。采用这种假体对髋关节骨关节炎、发育性髋关节发育不良(developmental dysplasia of the hip，DDH)、股骨颈骨折患者行半髋关节置换术。这种曾流行于欧洲大陆的假体模式的早期效果是令人满意的，但由于丙烯酸酯磨损，以及假体柄易出现松动、断裂等原因，长期效果欠佳，随后改用钴铬钼合金制作假体。Judet假体虽然得到了广泛的临床使用，但最终仍是失败的，其根本原因是缺乏对材料力学性质及髋关节生物力学的了解。尽管如此，Judet仍然促进了人工关节的发展，和Smith Peterson一样，成为人工关节发展史中的一个里程碑。1949—1950年，英国皇家骨科医院的Stanmore首次开始尝试使用聚乙烯假体行关节置换术。

1950年，Moore设计了自锁式钴铬钼合金的股骨头假体，后来的临床随访研究表明股骨颈骨质吸收、假体下沉多见，是导致置换失败的主要原因。1950年，Thompson等认为短柄股骨头假体的缺陷是固定不牢靠，他们设计了长柄的股骨头假体。同年，Eicher设计了带领的不锈钢股骨头假体，将颈干角从125°增加至135°，他认为这种设计可防止假体柄产生微动。后来，由于不锈钢柄易发生断裂等而改用钴铬钼合金。

1951年，英国的Mckee使用不锈钢假体进行全髋关节置换术，术后不到1年由于假体松动而失败。后来，他借鉴了Thompson的钴铬钼合金股骨头假体模式，这是第一代关节面采用金属对金属组合的髋关节系统。此后，Mckee假体模式被许多人借鉴，包括后来的Charnley骨水泥型假体。因此，Mckee被认为是对现代全髋关节置换术作出巨大贡献的学者之一。

从1951年开始，Leventhal开始采用钛合金股骨头假体进行关节置换的尝试，并发现这种钛合金假体最终可实现骨长入，这也是生物固定型假体的最早尝试。1952—1957年间，Willse等用冷固化丙烯酸酯骨水泥进行动物实验，获得了大量数据，为人工关节的骨水泥固定技术作出了重大贡献。在20世纪50年代，很短的时间内就发展了30多种髋关节假体，大大促进了人工关节的发展。

(三)成熟阶段(1958—1970)

1950年，Charnley注意到1例使用Judet丙烯酸酯假体进行髋关节置换的患者，术后关节活动时会发出吱吱的响声，这使他产生了进行关节摩擦和润滑机制研究的设想。1950年，Charnley通过动物实验发现动物关节面类似海绵，具有弹性、内含滑液，从而使关节保持低摩擦性质。他认为采用润滑液润滑假体关节面以获得低摩擦效应是不可能的,应当寻求低摩擦系数的材料来制造假体以达到降低磨损的目的,从而确定了人工关节低摩擦的理论。当时由于聚四氟乙烯(PTFE)具有低摩擦特性,因此在1959—1963年间,Charnley使用PTFE髋臼杯与不锈钢股骨头组合进行全髋关节置换术,并将股骨头直径从42 mm减至22.5 mm。但由于术后假体磨损导致松动,不得不在术后几年内对300多例患者进行了翻修手术。后来,他采用玻璃纤维加强PTFE,强度增加了20倍,但仍未获得成功。

1962年,Charnley使用高分子聚乙烯齿轮材料设计髋关节假体模型,并进行生物力学实验,结果证实这种材料耐磨性较好。他根据髋关节低摩擦的生物力学原理,设计出22.5 mm直径的金属股骨头与高分子聚乙烯髋臼组合的假体系统,同时使用聚甲基丙烯酸甲酯固定,从而创建了低摩擦的人工髋关节系统。从此,人工关节生物力学的研究得以迅速发展,开创了人工关节置换的新纪元。生物力学工程师与骨科医师互相合作,相继在世界各地建立了许多研究中心,以从事材料磨损、金属延展和疲劳性能测定,以及人工关节假体的设计和固定技术方面的研究。Charnley假体具有低摩擦、稳定和较少发生松动等优点。至今,Charnley的髋关节置换术仍被作为衡量其他髋关节假体系统的金标准。在20世纪60年代,髋关节置换术最严重的并发症是假体周围感染。1966年,Charnley首次于髋关节置换术中采用空气层流净化手术室、个人空气隔离系统及预防性使用抗生素,术后感染率大大降低。Charnley因对人工关节作出的巨大贡献,被公认为“现代人工关节之父”。

20世纪70年代,针对年轻患者及活动量较大患者中的较高失败率,配套使用高强度合金与超高分子聚乙烯的关节表面置换术重新兴起。但由于骨溶解、假体松动等原因,多数假体已被放弃使用。

(四)多元化发展阶段(1970—1990)

1.假体固定模式的多元化

纵观人工髋关节的发展历史,假体固定模式从最初的压力配合过渡到Charnley骨水泥固定模式。20世纪70年代起,由于骨水泥界面的老化、断裂而易引起假体松动等并发症,部分学者开始探索“生物固定”的髋关节假体。早在1963年,Smith使用陶瓷-聚乙烯混合材料研制表面多孔假体,企图达到骨长入的目的。早期的非骨水泥固定假体多为巨孔型表面,同时为了增强骨与假体界面的结合力,常常对假体表面进行粗糙处理,使骨小梁沿着假体粗糙面交错生长,变原来骨-假体界面的纯剪切力为压应力。这类假体表面形成的孔隙结构,孔径为 1～2 mm，孔容积率为 50%。巨孔型表面假体与骨的结合只是机械性“二维”固定，结合强度有限，临床少用。

20 世纪 70 年代以后出现了另外一些根据压配原则设计的假体。假体与骨界面之间的孔隙≤1 mm，一般无颈领，柄的形状上宽下窄，更加匹配髓腔形状以达到牢靠固定的目的。

为了提高结合强度，研究表明最适宜骨长入的孔径在 150～700 μm，微孔直径<100 μm 时，长入孔内的只是纤维组织，而骨组织很难长入。基于这一理论，20 世纪 70－80 年代，各种微孔表面关节假体设计层出不穷，包括假体近端 1/3 微孔面、4/5 微孔面、5/8 微孔面、全微孔面积有限微孔面设计。此外，微孔大小、形状、材料均有不同设计。

在髋臼假体方面，主要有旋入式和非旋入式 2 种，由于旋入式髋臼假体安放过程中角度难以控制及远期假体松动率较高等问题，目前已被淘汰。Harris 首先设计并使用的半球形带金属外杯的髋臼假体，由于受到生物力学实验的支持而广泛流行。其内衬为超高分子聚乙烯，金属外杯表面为多孔型或多层金属网结构。由于聚乙烯内衬被金属外壳所加强，则部分解决了在应用骨水泥型假体时，由于聚乙烯的蠕变而引起骨水泥和聚乙烯间松动的问题。另外，在聚乙烯内衬被磨损后，也容易再更换。

2.摩擦界面的多元化

20 世纪 60 年代末，Hulbert 在美国应用钙铝酸盐陶瓷进行骨组织长入的研究。1970 年，Boutin 在法国首先应用钙铝酸盐陶瓷假体进行全髋关节置换术，他使用环氧树脂将陶瓷股骨头固定在不锈钢的柄上，但由于术后发生了股骨头与股骨干分离而失败。1972－1973 年，Grissl 和 Mittelmeier 分别用各种类型的陶瓷假体进行了全髋关节置换术，术后都发生了较高的头或臼碎裂的并发症。1974 年，Mittelmeier 在德国设计了改进的陶瓷假体的全髋关节置换术，虽然降低了假体碎裂并发症，但由于假体松动率高而被迫放弃使用。此后，在 20 世纪 80 年代，Autophor 陶瓷型全髋关节假体在其外表面增加了螺纹结构，从而通过旋入式非骨水泥方式进行假体的固定。由于这种设计的陶瓷假体表面没有多孔结构，从而无法达到骨长入的目的，无菌性松动的发生率仍较高。

对陶瓷界面髋关节假体翻修手术的相关研究发现：尽管仍然能在假体周围软组织的巨噬细胞体内发现磨损颗粒，但与同期采用传统的金属对聚乙烯界面假体置换者相比，陶瓷-陶瓷假体周围骨溶解的现象明显减少。从 20 世纪 90 年代早期开始，陶瓷-陶瓷假体的设计上出现了一个重要的变化，就是绝大多数髋臼假体均采用外表面粗糙或是多孔结构的钛金属臼杯加陶瓷内衬的组合形式。临床使用的结果证明这种设计形式的假体生存率良好，患者满意度高。

陶瓷材料的发展主要经过了 3 个阶段：第一代氧化铝陶瓷是 20 世纪 70 年代生产的，虽成功应用于临床，但由于生产工艺的限制，致使陶瓷的纯度不足，密度低且陶瓷颗粒显微结构粗大，陶瓷碎裂风险较高；第二代氧化铝陶瓷采用了改进的晶体颗粒更小的原材料，从而大大降低了碎裂风险；第三代陶瓷采用了无尘生成车间、热均衡处理、激光蚀刻技术及试验检测等 4 种新技术以提高力学强度，并使陶瓷晶体颗粒的直径控制在 2 μm 以内。而新近出现的第四代纳米复合陶瓷具有超高硬度、超低磨损的特点，同时可选配大直径球头。

除此之外，后来发现通过射线、电子束照射、过氧化、甲硅烷处理等方式增加聚乙烯的交联可以提高材料的耐磨性，而且交联的程度越高，耐磨程度就越高。体外实验表明，与相同的钴铬钼合金股骨头摩擦 300 万次后，高交联超高分子聚乙烯的磨损产生的碎屑为(109±31)mg，而高交联聚乙烯为(4±1)mg，其优势不言而喻。在此基础上，就出现了陶瓷对聚乙烯、陶瓷对陶瓷、金属对聚乙烯等多种摩擦界面组合。

二、膝关节置换术发展简史

同髋关节一样，膝关节置换术也经历了较长时期的发展过程。事实上，20 世纪 70 年代起人工膝关节外科技术之所以得到迅猛的发展，也正是在 20 世纪 60 年代以 Charnley 为代表的许多医学工作者在人工髋关节假体研究的基础上发展起来的。

(一)探索阶段(1860—1950)

膝关节成形术的最早设想是 19 世纪中叶提出的通过切除病损关节面并以自体筋膜包裹等方法治疗严重的膝关节病变以获得膝关节活动度，即进行所谓“隔膜型”的膝关节切除成形术。继 1860 年法国 Verneuil 首次利用自体筋膜组织施行“隔膜型”膝关节成形术以后，人们还相继尝试了许多其他内置材料，诸如猪膀胱、自体皮肤、肌肉、髌前囊等生物材料，以及尼龙、玻璃等合成材料。这些探索主要针对由于结核、感染等疾病引起的膝关节强直、畸形的患者，术后初期效果还可以，但后期常因排斥反应、继发感染或关节再强直而失败。

第二次世界大战后，内置隔膜型膝关节成形术得到重新开展，部分患者也获得了较好的疗效。但该术式只是替换了被破坏的关节软骨面，并没有纠正关节的畸形和重建关节稳定性，因此不能获得满意的效果。

1938－1940 年，受 Smith Peterson 金属杯髋关节成形术的启发，Campbell 于 1940 年、Smith Peterson 于 1942 年尝试金属铸模行半膝关节成形术。这 2 种假体均为金属铸模，与股骨髁相匹配，但术后疼痛缓解均不明显。后来，Smith Peterson 在铸模上添加股骨柄改善假体固定，获得了短期成功。同时，McKeever 和 MacIntosh 以胫骨平台假体尝试胫骨半膝关节成形术，这类假体与对应的股骨假体一样，易发生早期疼痛性松动。

(二)雏形阶段(1950－1970)

经过近一个世纪的艰苦探索，直至 20 世纪 50 年代，才出现真正意义上的人工膝关节假体。这段时期膝关节假体的发展主要表现在两方面：一方面是完全限制型(铰链式)膝关节假体的发展，另一方面是半限制型或非限制型假体的出现。

最早应用于临床的限制型膝关节假体是由 Walldius 于 1951 年设计，假体材料为丙烯酸酯，只能做单轴运动。随后 Shiers 也设计了类似假体，但机械结构更为简单，材料改为不锈钢，1960 年进一步发展为钴铬钼合金。由于早期第一代的铰链式人工膝关节不能模拟正常膝关节的复杂运动，在膝关节运动过程中产生的旋转力都通过柄传导到了假体与骨界面，同时两个金属假体直接接触磨损，术后松动率与感染率较高。后来研制出旋转轴更靠后的 GUEPAR 铰链式假体，术后松动与感染仍很常见。1958 年，美国 Mayo 医院设计了 Young 式铰链膝关节假体，股骨柄有 5°外翻，假体本身还具有与股骨髓腔生理弧度近似的曲线，可起到较好的固定作用。20 世纪60 年代起，由于骨水泥在髋关节置换术中的成功应用，几乎所有的限制型假体均采用骨水泥固定。

1958 年，Maclntosh 提出了另一种形式的半膝关节置换术，即只置换病变胫骨平台。最初的假体采用丙烯酸，后改为金属，采用压配方式固定。这种假体尽管在矫正畸形、恢复关节功能方面效果欠佳，但能有效缓解疼痛，同时最大限度地减少了术中的骨质切除。

(三)成熟阶段(1970－1990)

进入 20 世纪 70 年代，人工膝关节置换术迎来了发展的黄金时期。在这一阶段，无论假体设计、手术器械与手术技术，还是手术适应证、治疗效果等方面都有了长足的进步。假体研究的重心也从单纯铰链式假体转向非限制型及半限制型假体。

1.双间室假体

首先是 1971 年英国 Gunston 采纳 Charnley 低摩擦髋关节假体思路设计出

多轴心膝关节假体，模拟复杂的膝关节活动。他认识到膝关节不同于铰链样的单轴上旋转，而是股骨髁在胫骨上具有多个瞬时旋转中心的滚动和滑动，其中最重要的理念是股骨后滚。Gunston 假体由不锈钢半球形部件替代股骨髁的后部，与相对扁的胫骨平台内外侧高密度聚乙烯形成关节，采用骨水泥固定。这是历史上第一次将膝关节功能解剖和生物力学原理应用于假体设计，Gunston 假体也是第一个采用金属-高分子聚乙烯材料组合的膝关节系统，具有划时代意义。Gunston 本人被公认为现代人工膝关节假体的创始人。多心型假体的独立部件较多，术中不易获得理想的关节对线，假体设计本身也不能纠正中、重度膝内翻、膝外翻畸形，远期失败率较高。

1970 年，Freeman 和 Swanson 设计了"槽内滚动"式 LCLH 假体，它具有在矢状凹内限制性的股骨假体及保留关节囊和侧副韧带张力的胫骨假体，松动率高。

1973 年，Mayo 诊所的 Coventry 等设计了"几何膝"假体。聚乙烯胫骨平台假体具有关节几何形状，与股骨髁几乎一致，在矢状面上增加了关节稳定性。这种设计目的是保留交叉韧带，而忽略了 Gunston 的动力原则。

双髁假体出现于 20 世纪 70 年代中期，设计目的是解剖替代，股骨假体类似于两个单髁在前方桥接，与两侧扁平胫骨平台假体形成关节，胫骨假体下沉和变形常见。

2.三间室假体

1973 年，纽约特种外科医院的 Insall 等设计了全髁膝关节假体，提出了"假体符合力学因素应优于解剖复制正常膝关节运动"的动力学理念原则。受到以前 LCLH 假体设计的影响极大，切除前后交叉韧带，矢状面稳定由关节面几何形状维持。全髁假体的钴铬股骨部件，带有对称的与髌骨形成关节的前翼，股骨髁后方具有在矢状面逐渐减小的曲率半径；胫骨假体的双盘状关节面在冠状面及矢状面上与股骨假体匹配度较好。假体的移位和脱位由胫骨假体前后唇和内侧突起所阻挡。胫骨假体带有髓内柄，对抗负荷不对称的假体倾斜。后来添加的金属托可均匀传导应力，防止聚乙烯蠕变。

早期的全髁型假体设计未考虑到股骨后滚，屈膝范围较小，在大约屈膝 95°时，后方股骨干与胫骨关节面将发生撞击。同时，如果屈伸间隙不完全平衡，在屈膝位有向后半脱位的倾向。为了纠正这 2 个问题，有研究者于 1978 年研制了 Insall-Burstein 后稳定设计(后交叉替代假体)，即在全髁假体的几何关节面上增加中央柱。在屈膝约 70°时，股骨假体上的凹槽咬合胫骨关节面的中央柱，引起股骨胫骨关节的接触点向后移位，产生股骨后滚效应，避免了撞击，允许进一步屈膝。目前，临床上保留和不保留后交叉韧带假体的应用已有超过30年的随访报道，2种假体的总体临床效果无明显差异，但关于是否保留后交叉韧带的争论仍在继续。

3.旋转平台假体

为了降低磨损，延长膝关节假体在年轻患者中的使用寿命，1976年，Goodfellow和O'Conner研制出Oxford膝关节假体。作为双髁置换假体，其特点在于股骨髁为单一矢状曲率半径，与胫骨聚乙烯衬垫完全匹配，聚乙烯衬垫易于在抛光的金属托上移动。膝关节的稳定由完整的交叉韧带和侧副韧带维持。这种设计聚乙烯接触应力很低，但要求所有交叉韧带和侧副韧带功能良好，易引起内衬后脱位与韧带不平衡。之后，Beuchel吸收了Oxford膝关节假体的特点并进行了改进，研制出低接触应力(low contact stress，LCS)假体，这种假体既保持了股骨假体向后逐渐减小的曲率半径，同时金属托上的鸠尾槽样弓形沟又控制了内衬的前后移动，减少了脱位的风险。

4.半限制型髁假体

Insall等在后交叉韧带替代型假体的基础上，研制了限制性髁假体(CCK、TC3)，即加大了胫骨聚乙烯衬的中央柱，将其限制在加深的股骨假体中央凹槽的内外侧壁。这种机制可控制内外翻稳定，仅允许少量内外翻扭曲。最初设计为股骨和胫骨侧采用骨水泥髓内柄，后来演变为生物型固定压配柄，以混合固定方式提高骨水泥界面强度。

三、我国人工关节假体发展史

1970—1971年，上海市第六人民医院骨科陈中伟等医师为治疗一例膝关节肿瘤患者，与上海手术器械六厂合作，定制了膝关节假体。接着采用上海钢研所的TC4钛合金原材料，又开发了头、颈分离的直柄型人工股骨头，在1年多时间内应用于百余例患者。20世纪70年代初，在上海市政府和市卫生局领导下，上海市成立了人工关节协作组。他们用TC4钛合金制造了Moore弯柄型股骨头，得到了广泛的推广应用。同时人工关节种类也发展到肩关节、肘关节、指间关节和人工掌骨等。1971年，北京钢铁研究总院与北京积水潭医院骨科合作，研制铸造钴铬钼合金关节假体，先后为积水潭医院仿制出新Muller型全髋关节假体，为解放军总医院研制出自行设计的Jm2型髋关节。其中新Muller型髋关节由于质量可靠、疗效稳定，一直沿用到20世纪90年代末，后被新型骨水泥固定髋假体取代。1983年,由王桂生教授牵头组织北京协和医院、解放军总医院、北京积水潭医院与钢铁研究总院合作,共同研制出了生物固定型钴铬钼合金人工髋关节,即珍珠面髋关节系列假体,这也是我国自行设计的第一代生物固定型髋关节,对于我国人工关节发展有重大意义。

在积极自行研制人工髋关节假体的同时,1981年北京协和医院吴之康教授引进Depuy公司的人工膝关节系统,并与医疗器械厂家合作,仿制生产了国产人工全膝关节假体及置换器械,于1983年将其成功用于国内严重膝关节骨关节炎患者的治疗,并于1989年在重庆召开的第三次全国骨科年会上做了全膝关节置换术的大会报告,引起较大反响。同时,国内开始成立关节治疗中心,系统开展人工关节的临床和基础研究。

四、现代关节置换术发展阶段(1990年至今)

进入20世纪90年代以后,除了假体的设计与制造,人们逐渐认识到手术技术、假体安装的精确程度及围术期的管理是决定手术效果的重要因素。

(一)假体设计与安放

尽管股骨柄的设计和骨水泥应用方面的进展极大改善了骨水泥固定假体的长期寿命,但过去10年来骨水泥固定的股骨柄假体的应用却急剧减少,骨水泥假体柄的设计也少有革新。而生物型股骨假体得到了极大程度的发展,包括多孔涂层、喷砂处理、等离子喷涂、羟基磷灰石涂层的各种表面修饰方法的应用,以提高假体植入的稳定性。股骨假体柄的形状也呈现出多样化的趋势以最大限度地匹配股骨髓腔。另外,随着微创理念的发展,骨保留型短柄假体也开始出现。而针对特定疾病设计的组配式假体、翻修假体及定制假体的出现极大丰富了髋关节置换术的范围。尽管骨水泥固定髋臼假体设计有所变化,但其长期使用寿命却并未得到实质性增加。于是临床实践中开始倾向于在大多数患者中采用非骨水泥固定髋臼假体。多数非骨水泥固定型髋臼假体整个外表面均为多孔涂层,以利于骨长入。随着生产工艺的进步,臼杯表面的高孔隙率可以获得较为稳定的初始压配,因而螺钉的辅助固定器械开始减少。同时,随着新的摩擦界面的使用,制造商开始生产并推广可以接受各种内衬的髋臼外杯,摩擦界面的不断改进也更加注重低摩擦性。

随着对膝关节生物力学研究的深入,各种新型的膝关节假体应运而生,包括固定平台与旋转平台,后交叉韧带是否保留之争仍在持续。高屈曲假体的设计目的在于增加膝关节活动度的同时不牺牲假体的安全性和耐磨性,这种假体可以更好地减少高屈曲度情况下应力集中导致的聚乙烯磨损，同时也可避免因撞击而影响膝关节活动度。然而，在临床评分及膝前痛方面，高屈曲假体与传统假体相比则无明显差异。因此，高屈曲假体是否优于传统假体还需要长期的研究来证实。研究表明，男性与女性在膝关节解剖方面存在一定的差异，包括股骨远近端比例的变化、Q 角的变化、股骨滑槽形态不同等。同时，不同种族间解剖方面也存在一定差异，导致了亚洲人在使用欧美假体时出现不匹配的情况。因此，性别特异性假体与种族特异性假体设计应运而生，而临床效果还有待进一步观察。为了提高假体安放的准确性，电脑导航下的膝关节置换术也得到了较好的发展。

与此同时，国内骨科发展也开始进入飞跃时期，不仅成立了骨科学分会，创办了专业的骨科杂志，同时骨科亚专业及学组成立，大大促进了各亚专业的快速发展。在这样的环境下，关节外科医师不仅增加了对外交流，积极引进先进的手术技术、理念及人工关节假体系统，同时也加大了自主研发的力度。全国各地相继成立了关节外科中心，开始系统的关节疾病的基础与临床研究。同时，针对关节置换术后的常见并发症(深静脉血栓形成及假体周围感染)，展开了相应的流行病学调查及预防研究，制定了相应的专家指南，大大降低了围术期并发症的发生率。

(二)微创人工关节置换术

微创技术从 20 世纪 90 年代开始引入人工膝关节置换术中，Repicci 等对单髁膝关节置换术的研究加强了人们对微创手术和部分膝关节成形术的兴趣。2003 年，Tria 等在微创单髁膝关节置换基础上首次提出微创 TKA 的概念，将微创技术及理念运用到人工膝关节置换领域。微创人工全膝关节置换术的发展经历了从传统手术方式转换到初期的小切口手术方式，进而演变为不损伤股四头肌的微创 TKA。Tria 也指出微创的概念不仅仅是皮肤切口小或手术暴露少，而是指达到不破坏伸膝装置、髌上囊，不翻转髌骨。近年来，随着假体设计、器械工具和手术技术的改进，以及导航技术的应用，微创 TKA 正受到越来越多医师的重视。

Berger 等于 2001 年首先报道了微创 THA，文献报道小切口能够减少疼痛和出血，缩短康复时间和住院时间，已成为目前的潮流。微创 THA 的手术入路包括单切口和双切口，单切口的手术入路与传统手术一致，但皮肤切口较传统切口小；与单切口相比，双切口技术需要更多的手术经验、影像学配合，且并发症较多。微创技术常导致假体植入时视野不足，计算机导航辅助系统可以弥补这一缺陷，其应用效果有待进一步临床评估。

(三)围术期管理

随着社会进步，人口老龄化也日益严重。行人工关节置换术的患者常常并存众多各系统的基础疾病，为了降低手术风险，围术期管理显得尤为重要。围术期管理包括术前并存疾病评估及处理、血液管理、血栓管理、恶心与呕吐管理、疼痛管理、感染管理等方面。术前并存疾病主要包括血管系统、呼吸系统、肝肾功能、血液系统、内分泌系统及精神神经系统的评估及处理。近年来，关节外科医师对围术期的管理越来越重视，目的在于减少失血、减少疼痛、减少血栓发生、减少恶心与呕吐发生及降低感染率。

在围术期管理的诸多方面中，血液管理及血栓管理尤为重要。血液管理策略包括术前自体血储存、红细胞动员纠正术前贫血、术中血液回输、抗纤溶药的使用、控制性降压、术后引流血回输等技术。近年来，血液资源的紧张、医务人员对输血相关并发症及血液管理的重视，推动了血液管理策略的采用。特别是华西医院关节外科率先于国内开展的抗纤溶药——氨甲环酸的临床研究及积极推广，大大降低了关节置换术后的输血需求。总结华西医院 4 年共 6 800 余例初次髋、膝关节置换术患者，术后总体输血率为 5.2%：其中初次全髋关节置换术 3 923 例，输血率仅为 5.5%；初次全膝关节置换术 2 934 例，输血率仅为 4.8%。术后血栓预防一直是骨科医师所关注的另一重点，多种预防措施的采用，包括物理预防、华法林、低分子肝素、新型口服抗凝药、阿司匹林等，术后血栓发生率也大幅降低。华西医院 4 年共 6 800 余例初次髋、膝关节置换术患者中，初次全髋关节置换术深静脉血栓发生率为 1.0%，初次全膝关节置换术深静脉血栓发生率为 2.4%。

(四)加速康复外科的发展

加速康复理论兴起于 20 世纪 90 年代初，其内涵为将维护患者围术期病理生理的相对稳定作为出发点，采取一系列成熟的临床技术和手段，最大限度地减轻患者的应激反应和脏器功能障碍，降低相关并发症的发生，从而大大缩短患者完全康复所需的时间。这些综合措施包括术前不完全严格禁食，术前 2 小时可进糖水；最优化的麻醉和术后镇痛技术，尽量少用阿片类镇痛药；外科微创技术，减少失血；不常规放置引流管或其他导管；控制输液；针对应激反应的药物调理；鼓励术后早期下床活动、早期进食。加速康复理念最初由美国的 Krohn 医师应用于心脏外科搭桥手术中，后来得到 Engelman 等同行的推广。1997 年，丹麦腹部外科医师 Henrik Kehlet 提出加速康复外科概念，随着加速康复外科理论的成熟，该理论逐步被推广应用于骨科、泌尿外科、妇科及普通外科中。

Isaac D 等于 2005 年首先报道了加速康复在初次全膝关节置换术中的应用，通过术前、术中、术后一系列促进快速康复的措施，平均住院日从 10.5 天减少到 3.6 天，与对照组相比，关节功能无明显差异。经过 10 年的发展，加速康复理论在人工关节置换术中的应用逐渐被广大医师及患者所接受。国内的加速康复关节外科尚处于起步阶段。通过多学科协作、医护患的共同参与，不仅能减少住院时间，增加患者满意度，未来的日间关节置换术也必将成为现实。

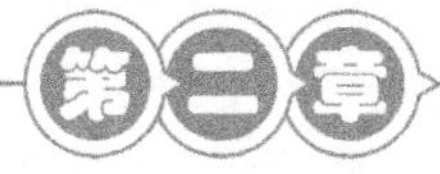

上肢损伤

第一节 复发性肩关节脱位

一、病因

复发性肩关节脱位的发生主要取决于初次脱位时的损伤程度。初次脱位的创伤程度、发生年龄、是否顺利复位、复位后的固定等因素均与日后的复发相关；一般来讲，初次脱位的创伤越大、年龄越小、复位困难、复位后的固定不足均易导致复发性脱位的发生。复发性肩关节脱位的病理方面有以下几种原因。

(1)盂唇从关节盂腔的前缘上剥离，肩盂前方或前下方的盂唇一旦剥离，非手术治疗下愈合困难，易导致盂肱关节前方不稳。

(2)肩关节囊过度松弛，盂肱中韧带松弛或断裂，肩关节囊的前壁松弛及膨胀不易修复。随脱位次数增加，其松弛程度加重。

(3)肩关节前脱位时，肱骨头撞向关节盂缘，可导致肱骨头的后外侧面因撞击导致骨缺损。该部位的凹陷性骨缺损，使肱骨头外旋到达一定角度，加上后伸动作即可促使肱骨头的缺损部位自肩盂的边缘向前滑出，导致再次脱位。

二、分型

复发性肩关节脱位可依据以下几方面来进行分型和决定治疗：不稳的方向、程度和病程，引起不稳的原发创伤，患者的年龄、心理状态及伴随疾病情况。

(一)肩关节脱位的分型

1.按方向分型

分为前脱位、后脱位及上、下脱位。约 97％的复发性脱位为前脱位，约 3％为后脱位，上、下脱位极为罕见。

2.按程度分型

分为半脱位或全脱位。

3.按病程分型

分为急性、亚急性、慢性或复发性。如果肱骨头脱位超过 6 周，则称为慢性脱位。

4.按与脱位有关的创伤分型

创伤性脱位，即由一次单独的创伤即可造成的脱位；微创伤性脱位（获得性的），即肢体运动时反复创伤造成的关节囊盂唇复合体的塑性变形。

5.随意性脱位

即一些患有后方不稳定的患者能通过选择性地收缩肌肉，使其肩关节随意地脱位。对这些患者应以心理治疗为主。另对患有原发性神经肌肉疾病或综合征而伴发的复发性脱位，应首先进行药物治疗。

（二）患者的年龄

患者的年龄对于预后极为重要。依年龄常分为 20 岁以下、20～40 岁和 40 岁以上。

三、诊断

复发性肩关节脱位有频繁脱位的病史，当上臂外展、外旋和后伸时，易再次发生脱位。但肩关节复发性半脱位的患者，症状不典型，部分患者可能感受到肩关节滑进与滑出的感觉，而部分患者则可能无任何不适，因此常被漏诊。检查时应双侧对比，进行双肩关节的全面检查。观察肩部是否有萎缩，有无压痛，以及压痛部位和程度。检查双肩的主动与被动活动范围以及三角肌、肩袖与肩胛骨稳定肌肉的肌力。此外，还有一些特殊检查可帮助判断肩关节的稳定性。

（一）肱骨头推移试验

上臂 0°外展位，检查者一手固定肩胛骨，另一只手握住肱骨头施加压力，观察肱骨头在关节盂中前后移位的程度。

（二）陷窝试验

分别在上臂 0°和 45°外展位，牵拉患侧上肢远端，观察肱骨头与肩峰间的陷窝，测量肱骨头与肩峰间距离，并分为三级：＜1 cm 为 1＋；1～2 cm 为 2＋；＞2 cm为 3＋。0°外展位时，半脱位更多地提示旋转间隙的松弛；而 45°外展位时，半脱位则提示下盂肱韧带复合体的松弛。

(三)负荷和位移实验

患者仰卧位,在肩胛骨平面,将肢体在各个角度外展、外旋。检查患者的右肩时,检查者的左手握住肱骨近端,右手轻握住肘部。用左手在肱骨近端向前方施压,观测移位程度及脱位点。移位程度被分为0～3级:1级,移位超过对侧正常肢体;2级,肱骨头滑至关节盂缘的上方,但可自行复位;3级,脱位。检查左肩时相反。

(四)前方恐惧试验

将肩关节外展90°,屈肘90°,肩部在向前的压力下,轻度外旋上肢。此时患肩关节前侧不稳定的患者一般可产生一种恐惧感。

(五)复位试验

用于检查击球运动员的不稳定,患者仰卧位,肩关节外展90°并外旋,检查者在肱骨的后部向前方施压,如果患者出现疼痛或脱位的恐惧感,对肱骨施以向后的压力,使肱骨头复位于关节内,疼痛或恐惧感消失,解除向后的压力,疼痛或恐惧感又出现,提示前方不稳定。

(六)其他

存在后方不稳定时,要判断患者是否能将肩关节随意脱位。如果患者有掌指关节过伸超过90°、肘膝关节过伸、双肩关节松弛、拇指能被动触及前臂等表现提示存在韧带普遍松弛。

通过病史及体格检查一般能诊断肩关节不稳,常规X线检查可进一步支持诊断。X线检查包括肩关节的前后位与腋窝侧位平片。如仍不能得出结论,必要时可行MRI扫描或CT关节造影。

四、治疗

(一)复发性肩关节前脱位的治疗

虽然已有100多种手术及改良方法来治疗创伤性复发性肩关节前方不稳定,但却没有一种最好的方法。要获取满意效果需依据不同的病理特点选择手术方法。复发性肩关节前脱位的手术方法可分为下列几类:①修复关节囊前壁,加强肩关节前方稳定性的手术,常用的有Bankart手术和Putti-Platt手术。②肌肉止点移位,加强肩关节前壁的手术,常用的有Magnuson手术。③骨移植术,使用移植骨块修复肩盂的缺损,同时肌肉韧带的“悬吊作用”可有效地防止脱位复发,常用的是Latarjet术和Bristow术。

1.Bankart 手术

盂唇与关节囊在关节盂缘分离或关节囊较薄时，有行 Bankart 手术的指征。该手术的优点是可矫正盂唇缺损并将关节囊重叠加固，主要缺点是手术操作较困难。

(1)患者体位：患者取仰卧位，患肩垫高，头端摇高 20°，整个肩部消毒并铺单。

(2)切口及显露：从喙突部至腋皱襞作一直切口，于胸大肌、三角肌间沟进入，将头静脉及三角肌牵向外侧，显露喙突及附着其上的肱二头肌短头、喙肱肌与胸小肌联合腱，向内侧牵开联合腱。如果显露困难，可行喙突截骨，先自喙突的尖部沿其纵轴钻一骨孔，以利于喙突重新固定。

(3)手术方法：骨刀截断喙突，将喙突尖与附着的联合腱一起向内下方牵开，注意勿损伤肌皮神经。外旋肩关节，显露整个肩胛下肌肌腱，如发现有裂口，在肱骨头上方修补该裂口，如果打算把肩胛下肌肌腱从关节囊上游离下来，则应在切断肩胛下肌肌腱后，切开关节囊前修补该裂口。如果打算水平切开肩胛下肌及其肌腱，则应在切开肩胛下肌前修补该裂口。切开肩胛下肌的方法：①二头肌间沟的外侧约 1 cm 处，锐性垂直分离肩胛下肌腱。②仅切开肩胛下肌肌腱的上 3/4，下 1/4 保留于原位以保护腋神经及其下方的血管。③沿肩胛下肌肌纤维方向分开。外旋肩关节打开关节囊，如关节囊松弛或多余，那么在关节囊修补过程中，应收紧松弛部分。外旋肩关节，垂直切开关节囊，如发现有 Bankart 损伤，则通过盂缘的 3 个骨孔将关节囊重新固定于关节盂缘，打孔前，用刮匙刮净肩胛颈边缘及前关节盂缘。促进关节囊附着并与骨组织愈合。骨孔距关节盂缘 4～5 mm。然后将关节囊的外侧部与关节盂缝合。检查肩关节的活动，外旋应能达到 30°。缝合前关节囊的所有剩余开口，将肩胛下肌肌腱缝回原位，如截断喙突，则要用 1 枚螺纹钉重新固定。

(4)术后处理：吊带固定肩关节，以防止外旋。第 3 天解除吊带，进行肩关节摆动锻炼。3 周后，开始肌肉等长收缩锻炼。3 个月后，进行抗阻力锻炼。6 个月时应恢复肩关节的全部功能。

2.Putti-Platt 手术

该方法的优点是不论肱骨头外上方是否缺损，不论盂唇是否脱落，均可防止肱骨头再脱位，缺点是术后肩关节外旋受限。

(1)手术方法：大部分与 Bankart 手术相似，主要不同在于重叠缝合关节囊和肩胛下肌肌瓣。用褥式缝合法将关节囊的外侧瓣缝在肩胛骨颈部软组织上，内旋上臂，并下压上臂近端，然后收紧结扎缝线。将关节囊的内侧瓣重叠缝于外侧瓣的浅层，然后将肩胛下肌向外侧移位，缝于肱骨头大结节处的肩袖肌腱上或肱二头肌沟处。缝合后肩胛下肌的张力应以肩关节仅能外旋 35°～45°为宜。这样就形成一个抵御再脱位的结实的屏障。但当前关节囊组织结构较差或后肱骨头缺损较大需行手术以限制外旋时，这种重叠手术的作用极小。

(2)术后处理：同 Bankart 手术。

3.Magnuson-Stack 手术

该方法由 Magnuson 与 Stack 设计，将肩胛下肌的止点由小结节移至大结节，由于这种手术的成功率较高，且简单可行，因而目前非常流行。其缺点是不能矫正盂唇及关节囊的缺损，且术后外旋受限。外旋恢复正常的患者会出现复发。

(1)手术方法：手术入路同 Bankart 手术，显露肩胛下肌后，外旋上臂，沿肩胛下肌的上、下缘做一切口，游离肩胛下肌至小结节的附着部。在肱骨小结节处将肩胛下肌凿开，附着一薄骨片，但不要损伤肱二头肌腱沟，将肩胛下肌向内侧掀起，显露肩关节囊。内旋上臂，显露肱骨大结节，在大结节部位选择新的附着点，以能限制肩关节 50%的外旋为标准。选定新附着点后，在新的附着点骨皮质上凿楔形骨槽，骨槽外侧壁钻 3～4 个小孔，将肩胛下肌腱连同附着的骨片用粗丝线缝在骨槽内。将肩胛下肌上、下缘与邻近组织间断缝合，逐层缝合关闭切口。

(2)术后处理：同 Bankart 手术。

4.Bristow 手术

手术指征为关节盂缘骨折、慢性破损或前关节囊肌肉等支持组织结构不良。喙突转位的位置是否正确是手术成败的关键。喙突转位后必须贴近关节盂前缘，而不是超越。手术的关键在于：①喙突转位点在关节盂中线以下，距关节盂内侧缘 5 mm 以内。②固定螺钉应不穿透关节面，并过关节盂后方皮质骨。③喙突与肩胛骨之间产生骨性融合。

该手术的主要缺点：①术后产生内旋挛缩。②不能矫正盂唇或关节囊的病理状况。③可能损伤肌皮神经。④肩胛下肌相对短缩使内旋力量减弱。⑤破坏了肩关节原有的解剖结构，损伤喙肩弓。

(1)手术方法：取肩关节前切口，于胸大肌、三角肌间沟进入，显露喙突及其上附着的联合腱。切断喙突，将喙突尖及与其附着的腹股沟镰与喙肩韧带移向远端，注意保护肌皮神经。然后，找到肩胛下肌的上下界限，顺其肌纤维方向，约在该肌的中下 1/3,由外向内劈开肩胛下肌,显露前关节囊。同法劈开前关节囊。探查关节内的病理变化。如果关节囊及盂唇从关节盂前缘剥离,用缝线将其缝合于新的骨床上。骨膜下剥离,显露肩胛颈前部。转位点位于关节盂中线以下,距关节盂内侧缘 5 mm。在这一位置,钻一个直径 3.2 mm 的骨孔,穿过肩胛颈的后部皮质,测深,在喙突尖钻一个同样直径的孔。去除肩胛颈的所有软组织并使其表面粗糙。间断缝合关节囊,将转位的喙突尖及其附着的肌肉穿过肩胛下肌的水平裂隙固定于肩胛颈,用 1 枚适当长度的松质骨螺钉将喙突尖固定于肩胛颈。检查肌皮神经不被牵拉,间断缝合肩胛下肌纵裂,逐层缝合切口。

(2)术后处理:肩关节制动 1 周,然后悬吊制动 3～4 周,并进行肩关节摆动锻炼。6 周后,不负重增加活动范围。3～4 个月时进行非接触性运动。6 个月后进行接触性运动。定期摄片,以观察转位的喙突或螺纹钉位置的变化。螺钉松动,应及时去除。可能仅有 50%～70%的患者产生骨愈合,其余患者可产生牢固的纤维连接。

5.关节镜下 Latarjet 术

最近几年,在成功切开 Latarjet 手术以及关节镜技术和器械改进的基础上,国际上开始尝试在关节镜下完成高难度的切开 Latarjet 手术,既保留了切开手术稳定性好的优点,又采用了微创技术。关节镜下 Latarjet 术拥有许多优势:在肩胛盂前颈部提供了清楚的视野,可以准确地放置骨块和螺钉;可同时治疗伴随病理损伤;降低了肩关节术后粘连和僵硬的风险等。2010 年,Lafosse 报道关节镜下 Latarjet 术是一个可行但高难度的技术,需要很长的学习曲线以及一定程度的专业知识和技能。Latarjet 手术区附近有臂丛神经和腋血管,是一个有潜在危险的手术,需要完全掌握肩胛下肌、喙突和臂丛神经的解剖结构。这一技术的开展使肩关节复发性前脱位的治疗全面微创化。

(二)复发性肩关节后脱位的治疗

1.保守治疗

肩关节后方不稳定的初期应采用非手术治疗。治疗包括以下内容。

(1)教育并指导患者避免特殊的、可引起后方半脱位的随意动作。

(2)进行外旋肌与三角肌后部的肌力锻炼,锻炼恢复肩关节正常的活动范围。经过 4～6 个月恰当的康复治疗后仍不能好转,并且疼痛与不稳定影响日常生活和工作,在排除了习惯性脱位且患者的情绪稳定后,则应手术治疗。

2.手术治疗

多年来已有多种类型的手术用于矫正肩关节后方不稳定,包括后关节囊肌腱紧缩术、关节囊后壁修复术，如反 Bankart 与反 Putti-Platt 手术，肌肉转位术，骨阻挡术以及关节盂截骨术。

(1)后关节囊肌腱紧缩术：后关节囊肌腱紧缩术基本上是一种改良的反 Putti-Platt 手术，由 Hawkins 和 Janda 提出。可用于肩关节反复遭受向后的创伤或有一定程度内旋丧失的运动员或体力劳动者。

手术方法：患者取侧卧位，患肢消毒铺单，应使其可被自由搬动。从肩峰后外侧角的内侧 2 cm 处开始做纵向切口，延伸至腋后部。顺肌纤维方向钝性剥离分开下方的三角肌，显露冈下肌与小圆肌。将上肢置于旋转中立位，平行关节线，垂直切开冈下肌肌腱与关节囊，注意保护小圆肌或腋神经。切开关节囊后，缝定位线，将肱骨头半脱位，检查关节，外旋上肢，将关节囊外侧缘缝合于正常的后关节盂盂唇上。如果盂唇已被剥离，在关节盂上钻孔固定关节囊的边缘。将关节囊内侧部与冈下肌向外侧缝合于关节囊外侧缘的表面。上肢应能内旋约 20°。缝合三角肌筋膜，常规缝合切口。

术后处理：上肢用支具或肩“人”字石膏制动于外展 20°并外旋 20°位。非创伤性脱位的患者，制动 6 周。创伤性脱位的患者，制动 4 周。然后除去支具，开始康复训练，先被动锻炼，后主动锻炼，一般经 6 个月的积极锻炼，患者才能重新参加体育运动或重体力工作。

(2)关节盂截骨术。①手术方法：患者取侧卧位。切口同后关节囊肌腱紧缩术，显露三角肌肌纤维。在肩峰后角内侧 2.5 cm 处，顺三角肌肌纤维方向向远端将三角肌劈开 10 cm，向内、外侧牵开三角肌，显露下方的冈下肌与小圆肌。然后，将小圆肌向下翻至关节囊水平。切断冈下肌肌腱并将其翻向内外侧，注意勿损伤肩胛上神经。垂直切开关节囊显露关节。于关节盂缘截骨，截骨部位不要超过关节盂面内侧 0.6 cm，以免损伤肩胛上神经。骨刀边推进，边撬开截骨部，使后关节盂产生向外侧的塑性变形。截骨不应穿出前方，恰好止于肩胛骨的前侧皮质部，以形成完整的前侧皮质、骨膜软组织链，使移植骨不用内固定即能固定于截骨处。然后从肩峰取约 8 mm×30 mm 的移植骨，用骨刀撬开植骨处，插入移植骨。维持上肢于旋转中立位。将内侧关节囊向外并向上牵拉缝在外侧关节囊的下面。将外侧关节囊向内并加上牵拉缝在内侧关节囊上。然后在上肢旋转中立位修复冈下肌肌腱。②术后处理：术后用石膏或支具维持上肢于外展 10°～15°并旋转中立位。6～8 周拆除石膏，循序渐进开始康复锻炼。

第二节　肱骨小头骨折

肱骨小头骨折由 Hahn 在 1853 年第一次提出，Kocher 自 1896 年起对此骨折倾注了许多精力进行研究，又称为 Kocher 骨折。肱骨小头骨折是一种不太常见的肘部损伤，各种年龄组均可发生。单纯肱骨小头骨折以成年人多见，合并部分外髁的肱骨小头骨折多发生在儿童。本骨折是关节内骨折，由于有些骨折较轻，骨折片较小且隐蔽而容易漏诊或误诊，从而延误治疗。

一、骨折分类

Kocher 和 Lorenz 将肱骨小头骨折分为 2 种类型。

(一) Ⅰ型

完全骨折，又称 Hahn-Steinthal 型，骨折发生在肱骨小头基底部，骨折线位于冠状面，包含一个较大块骨质的小头，亦可累及相邻的滑车桡侧部。

(二) Ⅱ型

部分骨折，又称 Kocher-Lorenz 型，主要累及关节软骨，几乎不包含骨组织。

Wilson(1933)又提出了第Ⅲ型，即关节面向近侧移位，且嵌入骨组织，也有人将其称为肱骨小头关节软骨挫伤，是致伤外力不足以导致发生完全或部分骨折，早期行普通 X 线检查多不能明确诊断。

二、临床表现与诊断

常由桡骨头传导的应力所致，故有时可合并桡骨头骨折。最为常见的致伤方式是跌倒后手掌撑地，外力沿桡骨传导至肘部，或跌倒时处于完全屈肘位，外力经鹰嘴冠状突传导撞击肱骨小头所致。急诊患者除了肘关节积血肿胀、活动受限以外，局部症状不突出，多于 X 线检查时被发现，前臂旋转不受限制是其特点。临床上应注意将肱骨小头骨折与外髁骨折进行鉴别。外髁的一部分即关节内部分是肱骨小头骨折，不包括外上髁和干骺端；而外髁骨折除包括肱骨小头外，还包括非关节面部分，常累及外上髁。

其典型 X 线表现：侧位片常常可以看到肱骨下端前面，相当于滑车平面有一薄片骨块影，因骨折块包含有较大的关节软骨，故实际的骨折片要比 X 线片所显示的影像大得多。值得注意的是侧位片上一般很难发现骨折块的来源，需要观察其正位 X 线片究其来源。正位片由于肱骨小头骨折块大都移位于肱骨下端前方，与肱骨远端重叠，故在肘关节正位片上一般都看不到骨折块影而易致漏诊。但如仔细观察其正位 X 线片，可以发现其肱桡关节间隙增宽，肱骨侧关节面毛糙，失去正常关节面的光滑结构。如出现此典型改变，再加上侧位片肱骨前下端有骨折块影出现，一般不难做出肱骨小头骨折的诊断。

三、治疗

争议颇多，包括非手术方法（进行或不进行闭合复位）、骨块切除及假体置换。不论是采取闭合或切开复位，都应争取获得解剖复位，因为即使轻度移位亦可影响关节活动。若不考虑骨折类型，要想获得良好疗效，术后康复至关重要。

（一）非手术治疗

对无移位骨折可行石膏后托固定 3 周。对成人移位骨折，并不建议闭合复位；儿童和青少年移位骨折，可首选闭合复位，可望获得快速而完全的骨愈合。

如有可能，可对Ⅰ型骨折试行闭合复位，伸肘位对前臂进行牵引，直接对骨折处进行施压以获得复位。对肘部施加内翻应力，可使外侧开口加大，有利于骨折复位。一旦复位满意，应保持屈肘，由桡骨头的挤压作用来维持骨折块的复位。尽管有学者强调应在最大屈肘位固定以维持复位，但应注意对严重肿胀者应减少屈肘，以防出现缺血性挛缩。前臂旋前有助于桡骨头对骨折块的稳定作用。完全复位后，应将肘部制动 3～4 周。

（二）手术治疗

手术难度较大，因为即使获得了解剖复位，也做到了术后早期活动，仍可能发生部分或完全性的肘关节僵硬。

因骨折块位于关节囊内，并且常旋转 90°，充分的手术显露很有必要。可采取后外侧入路，在肘肌前方进入关节，注意保护桡神经深支。此切口稍偏前方，优点是术中可以避开后方的肱尺韧带，减少发生后外侧旋转不稳定的危险，且不易损伤桡神经深支。若术中或原始损伤累及了后外侧韧带复合体，应在术中行一期修补，并可将其与骨骼进行锚式固定，术后将前臂置于旋后位短期制动，以维护这种修补术的效果。

术中固定可采用松质骨螺钉、克氏针及可吸收螺丝钉固定骨折块，其中以松质骨螺钉的固定效果最好，螺丝钉可自后方向前旋入固定。手术目的是恢复关节面解剖，并给予稳定固定，以允许术后早期活动。若骨折块不甚粉碎，复位满意后用松质骨螺钉固定稳定可靠，术后则不必进行制动，可立即进行屈伸功能锻炼，临床疗效较为满意。对粉碎严重的骨折，普通螺钉或克氏针固定常很难达到理想效果，则可采用外固定架固定。若骨折块太小或严重粉碎，则可考虑行碎骨块切除。对移位骨折，Smith 认为骨折块切除的疗效优于进行闭合或切开复位，并建议早期行切除术，而不是伤后 4～5 天血肿和渗出开始机化时手术。术后只用夹板或石膏制动 2～3 天即可开始进行关节活动。骨折块切除术后发生桡骨向近端移位和下尺桡关节的异常并不多见。如果确实因骨折块太小，无法进行复位及固定，遗留在关节内又将成为游离体，进行早期切除有助于功能恢复。但对完全骨折，尤其是骨折累及滑车桡侧时，早期进行骨折块的切除显然不合适，将造成关节活动受限和外翻不稳定。

Jakobsson 建议用金属假肢来重建肱骨远端关节面，以避免发生肱骨小头骨折块的无菌性坏死和维持肘关节稳定性，但此种治疗没有得到普遍开展。

对陈旧性骨折伴明显移位而影响肘关节功能时，无论受伤时间长短，都应将骨折块切除。通过手术、理疗和功能锻炼，肘关节功能将得到明显改善。反之，如行切开复位内固定，即使达到解剖复位，效果也不理想。

第三节　桡骨干骨折

桡骨干骨折比较少见，患者多为青少年。桡骨的主要功能是参与前臂的旋转活动和支持前臂。桡骨干上 1/3 骨质较坚固，被丰厚的肌肉包裹，不易发生骨折，中、下 1/3 段肌肉逐渐变为肌腱，容易受直接暴力打击而骨折。在桡骨中、下 1/3 交界处，为桡骨生理弯曲最大之处，是应力上的弱点，故骨折多发生于此处。

一、病因病理

直接暴力和间接暴力均可造成桡骨干骨折，但多由间接暴力所致。直接暴力多为重物打击于前臂桡侧所造成，以横断或粉碎性骨折较常见。间接暴力多为跌倒时手掌撑地，因暴力向上冲击，作用于桡骨干所致，以横断或短斜形骨折较常见。桡骨干骨折，因有尺骨支持，骨折端重叠移位不多，而主要是肌肉造成的旋转移位。在幼儿多为不全或青枝骨折。成人桡骨干上 1/3 骨折时，附着于桡骨结节的肱二头肌及附着于桡骨上 1/3 的旋后肌，拉骨折近段向后旋移位，而附着于桡骨中部及下部的旋前圆肌和旋前方肌，拉骨折远段向前旋转移位。桡骨干中 1/3 或中下 1/3 骨折时，骨折位于旋前圆肌终止点以下，因肱二头肌与旋后肌的旋后倾向，被旋前圆肌的旋前力量相抵消，骨折近段就处于中立位，而骨折远段被附着于桡骨下端的旋前方肌的影响而向前旋转移位。

二、临床表现与诊断

骨折后局部疼痛、肿胀、压痛和纵向叩击痛。完全性骨折时，可有骨擦音，较表浅的骨段骨折，可触及骨折端。不完全性骨折症状较轻，尚有部分旋转功能。前臂 X 线正侧位片可明确骨折部位和移位情况，拍摄 X 线片时，应包括上、下尺桡关节，注意检查是否有尺桡关节脱位。

三、治疗

无移位的骨折，先将肘关节屈曲至 90°，矫正成角畸形，再将前臂置于中立位，用前臂夹板或长臂管型石膏固定 4～6 周。对有移位的骨折应以手法整复夹板固定为主。

(一)手法复位夹板固定法

1.手法复位

患者平卧，麻醉下，患肩外展，屈肘 90°。一助手握住肘上部，另一助手握住腕部。两助手作对抗牵引，骨折在中或下 1/3 时，前臂置中立位，在上 1/3 置稍旋后位，牵引 3～5 分钟，待骨折重叠移位矫正后，进行夹挤分骨。在牵引分骨下，术者一手固定近侧断端，另一手的拇指及示、中、环三指捏住向尺侧倾斜移位远侧断端，并向桡侧提拉，矫正向尺侧移位。若有掌背侧移位可用折顶提按法，加大骨折断端的成角。术者一手将向掌侧移位的骨折端向背侧提拉，另一手拇指将向背侧移位的骨折端向掌侧按捺，一般都可复位成功。

手法整复要领：桡骨骨折后可出现重叠、成角、旋转、侧方移位等 4 种畸形，其中断端的短缩、成角和侧方移位是在暴力作用时发生，而旋转移位则是在骨折以后发生的。由于前臂的主要功能是旋转活动，故如何纠正旋转移位就成为整个治疗的关键。由于有尺骨的支撑，桡骨骨折的短缩重叠移位甚少，但常有桡骨骨折端之间的旋转畸形存在。因此，在整复时，只有恰当地处理好这个主要移位，才能为纠正其他移位创造条件。如上 1/3 骨折，为旋前圆肌止点以上的骨折，则骨折端是介于两旋转肌群之间，近侧断端只有旋后肌附着，则近折端处于旋后位，远折端只有旋前肌附着，则远折端相对旋前，按照骨折远端对近端的原则，首先应将前臂牵引纠正至稍旋后位，以纠正远折端的旋前移位。如桡骨中、下 1/3 骨折，近折端有旋后肌与旋前肌附着，其拮抗作用的结果使近折段仍处于中立位，远折端则受旋前方肌的作用而相对旋前，故应首先纠正远折端的旋前移位至中立位。对于桡骨中、下 1/3 骨折整复侧方移位较容易，而桡骨上 1/3 骨折因局部肌肉丰满则较难整复，但如果能以前臂创伤解剖为基础，使用推挤旋转复位亦较易成功。即整复时将肘关节屈曲纵行牵引，前臂由中立位渐至旋后位，术者两手分别握远近骨折端，将旋后而向桡背侧移位的骨折近端向尺掌侧推挤，同时将旋前而向尺掌侧移位的骨折远端向桡背侧推，使骨折断端相互接触，握远端的助手在牵引下小幅度向后旋转并作轻微的摇晃，使骨折完全对位。

2.固定方法

骨折复位后，用前臂夹板固定，尺侧夹板和桡侧夹板等长，不超过腕关节。在维持牵引下，先放置掌、背侧分骨垫各一个，再放置其他压垫。桡骨上 1/3 骨折需在骨折近端的桡侧再放一个小压垫，以防向桡侧移位。然后放置掌、背侧夹板，用手捏住，再放桡、尺侧夹板。桡骨中 1/3 骨折及下 1/3 骨折，桡侧夹板下端超腕关节，将腕部固定于尺偏位，借紧张的腕桡侧副韧带限制骨折远端向尺侧偏移。两骨折端如有向掌、背侧移位，可用两点加压法放置压垫。夹板用 4 条布带缚扎固定，患肢屈肘 90°。桡骨上 1/3 骨折者，前臂固定于稍旋后位，中、下 1/3 骨折者，应将前臂固定于中立位。用三角带悬吊前臂于胸前，一般固定 4～6 周。

固定要领：无论是手法复位还是夹板固定，均应注意恢复和保持桡骨旋转弓的形态，复位保持骨间隙的正常宽度。桡骨旋前弓、旋后弓的减少或消失，骨间隙的变窄，不仅影响前臂旋转力量，也将影响前臂的旋转范围。为了保持桡骨旋转弓的形态和骨间隙的正常宽度，在选择前臂夹板固定时，掌背侧夹板应有足够的宽度，使扎带的约束力主要作用于掌背侧夹板上，尺桡侧夹板宜窄，尺侧夹板下端不宜超过腕关节，强调腕关节应固定于尺偏位以抵消拇长肌及伸拇短肌对骨折端的挤压。

3.医疗练功

初期应鼓励患者做握拳锻炼，待肿胀基本消退后，开始做肩、肘关节活动，如小云手等，但应避免做前臂旋转活动。解除固定后，可做前臂旋转锻炼。

4.药物治疗

按骨折三期辨证用药。

(二)切开复位内固定

不稳定骨折和骨折断端间嵌有软组织手法整复困难者应行切开复位，以钢板螺丝钉固定，必要时同时植以松质骨干于骨折周围。手术途径在桡骨中下段以采用前臂前外侧切口为宜，经桡侧腕伸肌、肱桡肌与指浅屈肌之间进入，此部位桡骨掌面较平坦，宜将钢板置入掌面。桡骨上 1/3 则宜选用背侧切口，经伸指总肌与桡侧腕短伸肌之间进入，钢板置于背侧。术后仍以长臂石膏固定较稳妥。

第四节　腕骨脱位

腕骨脱位或骨折脱位是继发于腕骨或韧带损伤后引起的。摔倒手撑地是腕骨脱位的常见损伤方式，在跌倒时腕部损伤的程度与以下因素有关：①伤力的大小和特征；②撞击手的位置；③腕骨和韧带的相对强度。患者常有较为典型的手过伸位或过屈位外伤史，表现为腕部疼痛，活动严重受限。在 X 线片上有 3 个特征应在正位片上检查：腕弓、关节间的对称性和单个腕骨的形状，尤其是舟骨和月骨。

一、月骨周围脱位

月骨周围脱位是月骨周围的腕骨相对于桡骨远端的背向或掌向移位，与月骨及桡骨远端的正常关节丧失，而月骨与桡骨的解剖关系正常。月骨周围脱位多为背侧脱位，而且常合并腕骨或尺、桡骨远端的骨折，如舟骨骨折、头状骨骨折和桡骨茎突骨折。并发舟骨骨折的月骨周围脱位通常称经舟骨月骨周围骨折-脱位，以此来表明损伤的程度与单纯的月骨周围脱位有所不同。如果骨折发生于其他骨骼，名称可以此类推，如经头状骨月骨周围骨折-脱位、经三角骨月骨周围骨折-脱位、经桡骨茎突月骨周围骨折-脱位等。如果为多发骨折，诊断时可将受累骨骼的名称序次列出，如同时并发舟骨和头状骨骨折的月骨周围脱位可称为经舟骨、头状骨月骨周围骨折-脱位。与月骨周围脱位并发的骨折，其近端与月骨、桡骨远端的解剖关系保持不变，而远端则向背侧或掌侧脱位。

（一）损伤机制

月骨周围背侧脱位为月骨周围进行性不稳定Ⅲ期表现，为舟月分离后背伸、尺偏暴力向关节尺侧延伸的结果。暴力使桡舟头韧带、头月骨间韧带、头三角韧带、月三角韧带和月三角骨间韧带逐一断裂或导致头状骨、钩骨和三角骨骨折，头状骨、钩骨和三角骨与月骨分离并与舟骨一起向背侧脱位。头状骨背侧脱位，除了与维持其稳定的桡舟头韧带断裂及其本身的骨折有联系外，也可继发于桡骨茎突骨折(桡舟头韧带附着于此)。头状骨骨折多为腕关节过度背伸时桡骨远端背侧缘与之撞击的结果。

经舟骨月骨周围骨折-脱位虽然也为月骨周围进行性不稳定Ⅲ期表现,但损伤机制与上述略有不同,它发生于舟骨骨折之后,为背伸、桡偏暴力作用的延续,骨折近侧段与月骨、桡骨远端的解剖关系不变,而远侧段则与其他腕骨一起向背侧脱位。月骨周围掌侧脱位少见,多为作用于手背侧的掌屈暴力所致。

(二)临床表现与诊断

(1)腕关节有明确的背伸外伤史。关节疼痛、肿胀及压痛的范围较单独骨折广泛,晚期可局限一较小区域。运动幅度及握力明显下降。

(2)X线正位片可见腕骨弧线中断,头状骨与月骨、桡骨与舟骨影像重叠域加大,腕中关节间隙消失,舟月骨间关节隙变宽,脱位复位后尤为明显,月骨周围的腕骨及桡、尺骨远端可有骨折线存在。侧位片可见舟骨掌屈、纵轴与桡骨纵轴近乎垂直、近极位于桡骨远端背侧缘或掌侧缘,月骨与桡骨远端解剖关系正常、桡月关节间隙无明显的不对称,其余腕骨向背侧或掌侧脱位,其中头状骨最显著。月骨周围的腕骨如有骨折,远侧段常脱向背侧或掌侧,而近侧段仍滞留在原位,与月骨的解剖关系保持正常。

(三)治疗

首先要矫正脱位及恢复桡骨远端、月骨与周围腕骨间的正常解剖关系,然后矫正骨折移位、舟月骨或月三角骨分离。脱位矫正后,舟月骨分离或月三角骨分离可依然存在并可能变得更加明显,需加以整复,彻底消除妨碍关节功能恢复的不利因素。

1.月骨周围背侧脱位

(1)闭合复位外固定:闭合复位在关节明显肿胀之前容易获得成功。

(2)闭合复位经皮穿针固定:由于外固定不能彻底消除舟月骨分离及骨折移位复发的可能性,因此,在闭合复位成功后可先经皮穿针固定舟头骨、舟月骨以及远、近侧骨折段,然后再用石膏托作外固定,以阻止分离及移位的复发。6～8周后拔针进行功能锻炼。

(3)切开复位克氏针内固定:适用于复位失败者或陈旧性的脱位、移位折和舟月骨分离。月骨周围脱位,通常采用背侧S形或纵向弧形切口,如复位困难或修复韧带还需作掌侧切口。在牵引下矫正脱位、舟月骨分离和骨折移位,然后穿针于舟月骨、舟头骨及月二角骨作固定,修复切开和撕裂的背侧关节囊及韧带。

术后，用长臂石膏托将腕关节固定于屈曲位或中立位，2 周后拆线，6～8 周后拔针开始功能锻炼。经桡骨茎突月骨周围骨折-脱位，多采用横行或S形切口。茎突骨折多为粉碎性骨折，但无须特殊处理。如骨折块较大并有移位，可在复位后作克氏针内固定。经舟骨月骨周围骨折-脱位，脱位与骨折移位并存者可用背侧入路，如脱位已矫正，仅存骨折移位，可采用掌侧入路。植骨与否，可根据掌侧骨质缺损程度以及损伤时限而定。术后固定同闭合复位。就陈旧性脱位、骨折-脱位的切开复位而言，复位前彻底清除关节腔内肉芽组织、松解背侧关节囊及瘢痕组织，复位后仔细地修复背侧关节囊(韧带)和腕背伸肌支持带，是获得成功的关键。

(4)腕中关节融合：适用于陈旧脱位或软骨损伤严重者。术后关节运动幅度虽有所降低，但疼痛消失、腕关节仍可保持原有的高度。

(5)近排腕骨切除：适应证与腕中关节融合相同，术后虽也可保留部分活动度，但关节高度有所减少，手的握力明显降低，此术所需的固定时间较短，因而不能耐受长期固定的老年人宜选用此法。

(6)全腕关节融合：当腕骨或关节软骨广泛破坏时可作全腕关节融合，用牺牲运动来换取疼痛症状的缓解和消失。

2.月骨周围掌侧脱位

闭合复位的难度大于背侧，通常需要做切开复位。

二、月骨脱位

月骨脱位一般分为掌侧和背侧脱位 2 种，后者较为少见。

(一)损伤机制

月骨外形比较规则，正面观为四方形，侧面观为半月形。近侧凸面与桡骨下面组成关节；远侧凹面与舟骨共同对应头状骨，组成腕中关节的一部分，并有小部分与钩骨构成关节。月骨桡侧与舟骨以前上及后下两关节面接触。月骨与舟骨、桡骨间有坚强的桡舟月间韧带相连，在月骨的掌侧及背侧各有韧带连接于桡骨及周围的腕骨。月骨是腕骨中唯一掌侧宽而背侧窄的腕骨，并且月骨位于腕部的中心，加之桡骨远端关节面具有掌倾的特点，因而在桡腕关节极度背伸暴力作用下，月骨受到头状骨和桡骨的挤压，被迫沿腕的额状轴急剧向掌侧旋转脱位，脱位时月骨背侧韧带、舟月韧带及三角韧带同时断裂。1902 年，Bialy 将月骨的掌侧脱位根据月骨旋转情况分成 3 个阶段：第一阶段月骨的远侧凹面向背侧向；第二阶段远侧凹面向掌侧向，月骨旋转 90°；第三阶段凹面向近侧，旋转 180°。

按照 Mayfield 的观点，月骨掌侧脱位为腕关节背伸型损伤发展的最终阶段，即月骨周围进行性不稳定Ⅳ期表现。

月骨脱位机制的分期：①Ⅰ期仅限于舟月韧带。②Ⅱ期发展至桡舟头韧带腕中部分，或者表现为舟(头状)骨骨折等大弧区损伤。③Ⅲ期发展至月-三角骨间韧带和尺-三角骨间韧带断裂。④Ⅳ期发展至桡舟月三角韧带断裂，月骨掌侧脱位。

(二)临床表现与诊断

(1)有明确的外伤史。

(2)腕部肿胀，腕关节前后径增粗，局部压痛，有空虚感或腕部活动受限。由于月骨向掌侧脱位，压迫屈指肌腱使之张力增大，手指不能完全伸直，被动伸展或主动屈曲手指均可引发剧烈疼痛。

(3)腕关节掌侧饱满，触诊可感觉到皮下有隆起物体。

(4)脱位的月骨还可能压迫正中神经，出现腕管综合征，正中神经支配的桡侧 3 个半手指感觉麻木，拇对掌功能障碍。

(5)X 线片可清楚显示月骨脱位。正位片上月骨由四边形变成三角形，周围的关节间隙不平行或宽窄不等。侧位片上桡骨、月骨、头状骨三者轴线关系发生改变，月骨向掌侧脱离原位，月骨凹形面向掌侧倾斜，呈倾倒的茶杯状或者仍位于桡骨远端的凹面内，但掌屈度加大，桡月关节背侧间隙明显变宽。头状骨已不在月骨凹形面上，而位于月骨的背侧，但头状骨和桡骨的轴线关系正常。

(三)治疗

月骨脱位，即使旋转 180°，未必一定发生缺血性坏死。因为位于掌侧韧带内的滋养血管多保持连续性，月骨仍由此获得血液供应。因此，复位是治疗月骨脱位的首选方案。其治疗原则为先完成复位，恢复月骨与桡骨及周围腕骨的正常解剖关系，然后再矫正腕骨分离和骨折移位。

(1)闭合复位外固定：臂丛麻醉下，助手分别握持患者手指和前臂，使腕关节背伸，同时向远端牵引。术者用双手握其腕部，以拇指用力挤压腕位的月骨凹面的远侧使其复位。如不易将月骨推挤复位，可用细克氏针在无菌操作及 X 线透视下，自掌侧把针刺入月骨凹面的远端，在牵引下向背侧压迫协助复位。

(2)闭合复位经皮穿针固定。

(3)切开复位克氏针内固定。适用于：①闭合复位失败；②陈旧性脱位；③正中神经卡压、肌腱断裂。手术多选掌侧切口，切开屈肌支持带，牵开指屈肌腱，然后将月骨复位。手术过程中，应注意保护附着在月骨掌侧的软组织结构，以免损伤血管导致月骨坏死。对复位有困难的陈旧性脱位，可于背侧再做一切口，以松解腕骨间挛缩的软组织、清除占据月骨原有位置的肉芽组织。

月骨一经复位便需矫正舟月分离及骨折移位。正中神经充血、变硬严重者，需作外膜或束间松解。复位后用克氏针作内固定，并修复关节囊及韧带。术后再用石膏托外固定4～6周。

(4)月骨切除和肌腱充填：对于掌背侧韧带均断裂、与周围骨骼完全失去连接的月骨脱位及切开也无法复位的月骨脱位，如果桡骨远端关节软骨无明显的损伤，可行月骨切除和带蒂头状骨移位替代月骨，亦可应用豌豆骨或其他假体替代。关节若有不稳定，应加做舟大小多角骨间关节融合，以矫正舟骨旋转半脱位、恢复正常的负荷传导和运动功能。术后用石膏托于腕关节中立位或掌屈位固定6～8周。

(5)近排腕骨切除、腕关节融合：用于关节软骨损伤严重的脱位。

三、舟骨脱位

(一)病因及损伤机制

较为少见，分为旋转半脱位和完全脱位，前者多见。常因腕关节背伸。桡偏暴力导致舟月骨间韧带断裂引起，一般合并其他的腕关节骨折与脱位。

(二)临床表现与诊断

(1)外伤史。

(2)腕关节肿胀、疼痛、活动受限及握力下降。

(3)X线表现：旋转半脱位-舟骨远端向掌侧旋转，近端向桡背侧旋转脱位；舟月间隙＞3 mm；皮质环征阳性；舟月角加大，桡骨和舟骨掌侧边缘呈V字形。完全脱位则可见舟骨近端从桡骨远端关节面舟骨窝中完全向掌侧脱出。

(三)治疗原则

(1)早期可行手法复位，经皮克氏针固定。

(2)手法复位失败或晚期者行切开复位，韧带修复或重建。

(3)如发生腕关节炎，则需行关节融合术。

四、桡腕关节脱位

(一)病因及损伤机制

多合并其他部位的骨折或脱位，往往由直接暴力引起。根据暴力引起桡腕掌侧韧带损伤或背侧韧带损伤的不同，可导致不同程度的掌侧或背侧桡腕关节脱位。

(二)临床表现与诊断

(1)外伤史。

(2)腕部畸形、肿胀、疼痛、活动受限及握力下降。可伴有正中神经损伤或尺神经损伤。

(3)X线片显示腕关节结构紊乱。相对于桡骨，近排腕骨以远的腕骨向背侧或掌侧移位，可伴发其他骨折或脱位。

(三)治疗原则

(1)新鲜闭合脱位可行手法复位及石膏托外固定。

(2)开放性损伤可行切开复位克氏针内固定，同时可修复损伤的韧带。陈旧性损伤可行切开复位及畸形矫正。如有神经受压症状，可同时探查神经，并予以松解。

第五节 腕骨骨折

腕骨骨折是腕部损伤中最为常见的一种形式，它可发生于某一单独腕骨，也可同时发生于多块腕骨，甚至合并腕部关节的脱位或韧带等软组织的损伤。虽然国内外学者对腕骨骨折发生率的统计不甚一致，但普遍认为舟骨骨折发生率最高，其次依次为三角骨、大多角骨、月骨、头状骨、钩骨、豌豆骨和小多角骨。

一、舟骨骨折

在腕骨骨折中，以舟骨骨折最为多见，占全身骨折的2%～7%，腕骨骨折的70%左右。由于舟骨血供特点和在腕骨排列中独特的解剖位置与功能，以及目前诊断技术、治疗方法的不规范，在临床诊断和治疗上国内尚存在很多问题，如新鲜舟骨骨折的漏诊率高和晚期舟骨骨折不连、骨坏死及多并发腕关节不稳定等，导致临床治疗困难和治疗时间过长，常遗留腕关节的疼痛和不同程度的腕关节功能丧失等问题，甚至发生创伤性关节炎，是临床亟待解决的重要课题。

(一)损伤机制

舟骨是近排腕骨之一，但排列于远近两排腕骨间，在功能解剖上发挥桥接作用,控制和协调桡腕和腕中关节的运动。因此,在腕关节外伤时易发生骨折。舟骨骨折多由间接暴力所致,因体育运动或交通事故等造成腕关节的非生理性过伸及内收(尺偏)、舟骨背伸、舟月间韧带断裂,舟骨呈水平位嵌于桡骨茎突与大、小多角骨之间,受嵌压应力和桡骨茎突背侧缘的挤压应力而发生骨折。由于舟骨中部细小,对暴力抗折性小,所以舟骨骨折以腰部最为多见,占70%,结节部及近端骨折相对少见,分别占15%。

(二)分类

舟骨骨折的分类应以治疗为目的,从而决定不同的手术方式。一般根据部位、时间、骨折线的走行和骨折的稳定性进行分类,目前国外的 Herbert 分类法则是依据以上因素制订而成的,具有临床实用性。

(1)按部位分为结节部、腰部和近端骨折。

(2)按时间分为新鲜、陈旧性骨折和骨不连。

(3)按骨折线分为水平行、横行、垂直行、撕脱型和粉碎性骨折。

(4)按骨折的稳定性分为稳定性和不稳定性骨折。稳定性骨折包括舟骨结节部、腰部和近端的横行骨折,并且无移位,可保守治疗。不稳定性骨折:①4种不同体位的X线片(腕关节正位、侧位、旋前45°位和舟骨轴位)示有骨皮质的不连续,且骨折端移位≥1 mm。②近1/3部的骨折。③伴有中间体或镶嵌体背伸不稳定(DISI)的骨折,在侧位X线片上桡月角大于健侧10°。④腕高指数较健侧降低0.03以上的骨折。⑤舟骨长度较健侧缩短1 mm以上的骨折。⑥有游离骨折块或粉碎性骨折。⑦纵形骨折。⑧骨不连。⑨伴有月骨周围脱位的骨折。这些骨折有移位或骨不连,稳定性差,难以手法整复和外固定,必须手术治疗。

(三)诊断

早期正确的诊断,取决于以下几个方面:①理学检查方法的改善和开发。②X线摄影方法的改进和计测等的进展。③CT、MRI、骨扫描、腕关节镜和关节造影等先进诊断技术的应用。

1.临床表现

(1)鼻烟窝的肿胀、疼痛和压痛是新鲜舟骨骨折最典型的症状和体征。由于鼻烟窝的底为舟骨腰部,此体征较特异,可同时伴有舟骨结节的压痛。但在陈旧性骨折病例中,该体征往往不典型,新鲜骨折亦有体征轻微者,应双侧对比检查,以免漏诊。

(2)舟骨的纵向叩痛:沿第1、2掌骨的纵向叩痛是诊断新鲜舟骨骨折的又一特有体征。其优点是在腕关节石膏托外固定后仍可检查,但陈旧性骨折多表现为阴性。

(3)腕关节功能障碍:以桡偏和掌屈受限为主,是新鲜舟骨骨折的非特异体征。

(4)舟骨漂浮实验(Watson 试验):用于诊断不稳定性舟骨骨折和舟月分离症。将患者腕关节被动的尺偏,检查者用一只手握住患者手掌被动使腕关节桡偏。正常时检查者拇指可明显感觉到舟骨结节向掌侧突出,似有压迫拇指的感觉;异常时无此感觉,而产生剧烈的疼痛或弹响。

2.辅助检查

(1)X 线检查:现常规采用 4 个体位摄影,即腕关节正位、侧位、旋前 45°斜位和舟骨轴位像。为了提高腕关节 X 线片的再现性和诊断的准确率,应采用由 Palmer 和 Epner 所提倡的标准正侧位像,即在肩外展 90°、肘关节屈曲 90°、腕伸直、手掌触片时进行正位拍摄,在肩关节 0°位、肘屈 90°、前臂中立位拍摄侧位。旋前 45°斜位像和舟骨轴位像,可最大限度显示舟骨轴长,便于观察有无骨折,判断其与周围腕骨的关系。①正位:两侧对比判断舟骨的形状是否有短缩,有无骨折线、骨吸收、骨硬化,舟月间隙的大小和近排腕骨弧形连线有无异常。舟骨骨折可见到骨折线和舟骨的短缩。舟月分离时,可见舟月间隙超过 3 mm 和舟、月骨近端连线出现段差。②侧位:观察舟骨有无骨折、移位、驼背畸形和 DISI。在侧位像,舟骨与月骨、三角骨和头状骨相重叠,判断舟骨骨折较困难,应在熟悉正常 X 线片后两侧对比阅读。在合并 DISI 时,可见月骨与舟骨近侧骨折背伸,舟骨结节则掌屈,向背侧成角畸形,测量桡月角在 0°以下,舟月角在 70°以上。③旋前 45°斜位像:矫正了舟骨生理性的向掌侧 45°、向桡侧 30°的倾斜角,最大限度地展现舟骨全长,可清除重叠所致的骨折线不清。④舟骨轴位像:通过腕关节背伸和尺偏,以矫正舟骨在正位像向下、前、外的倾斜角,较大程度显示舟骨的轴长,同时可避免腕骨的重叠,以利于观察骨折线及判断有无移位。

在 X 线诊断上,只要能正确而熟练地阅片,上述 4 种体位可诊断 97%的舟骨骨折。对疑有骨折而 X 线片不明确的,应在 3～4 周后重复拍片,此时腕骨可因骨折端骨质坏死吸收、骨萎缩使间距增大,而显示清晰的骨折线。

(2)腕关节造影:通过腕关节造影,可直接观察舟骨骨折的骨折线及有无连接,软骨有无损伤,舟骨与其他腕骨间韧带是否断裂,是否有滑膜炎及其程度与范围等。

(3)腕关节镜:在镜下可直接观察舟骨的骨折线,是否移位和缺损,关节软骨及骨间韧带有无损伤等，是一有价值的诊断方法。

(4)CT：由于CT能得到腕关节的不同横断面图像，对于舟骨骨折、移位和骨不连是一种有决定意义的诊断方法，在国外已作为常规进行的术前、术后检查。CT的最大优点是可在横断面观察舟骨，观察范围广，1 mm的骨折线或骨分离均可有良好的图像显示，并可沿舟骨长轴做横断像观察。

(5)MRI：MRI对腕骨的缺血性变化显示了非常敏感的反应，这种性质对舟骨骨折、骨坏死的临床诊断是非常有用的。在T_1加权像骨折线表现为低信号区，舟骨的缺血性改变亦为低信号区。而在T_2加权像远位骨折端表现为高信号时，表示为骨折的愈合期；近位骨折端的低信号表示骨的缺血性改变；点状信号存在于等信号区域表示缺血性改变有明显恢复。这些变化突破了X线诊断的界限，对舟骨骨折的早期诊断和骨折的转归判定有重要意义。

虽然目前在舟骨骨折的辅助诊断上主要依据X线片，但应用腕关节镜、CT、MRI等先进的诊断技术，可提高舟骨骨折的早期诊断率，对判定预后、防止漏诊和并发症的发生有重要意义。

(四)治疗

1.新鲜无移位的舟骨骨折的治疗

对于新鲜无移位的舟骨骨折，可采取石膏外固定的治疗。只要固定可靠，时间充足，骨折基本都可以愈合。对此，国内、外学者达成共识，但对于石膏外固定的类型、固定的长度与时间、体位以及有无必要固定腕关节以外的其他关节，意见不一。

2.不稳定舟骨骨折的治疗

新鲜舟骨骨折保守治疗发生骨不连的概率是比较高的，Dias对82例患者随访，发生率是12.3%；Herbert报道骨不连发生率是50%，其主要原因是骨折的移位、DISI等不稳定骨折的存在。因此，对舟骨不稳定性骨折、晚期的骨不连和骨坏死均采用手术治疗。治疗方法大致有以下几种。

(1)单纯切复位内固定：如克氏针、螺钉、骨栓内固定等，适合新鲜的不稳定骨折。

(2)内固定加游离骨移植技术：用于治疗骨不连。

(3)带蒂骨瓣移植术：适用于晚期的骨延迟愈合、骨不连和近侧骨折端的缺血性坏死。

(4)桡骨茎突切除术：适用于腰部骨折，切除桡骨茎突的1/4左右，以消除腰部的剪力。

(5)加压螺栓(Herbert螺钉)内固定术:1984年,由Herbert和Fisher首先报道,螺栓前后带有螺纹,材料选用钛合金。头端螺纹的螺距较宽,而尾端螺纹的螺距较窄。此方法具有内固定确切可靠、对骨折端有加压作用、可矫正舟骨骨折的畸形和移位等优点,从而促进骨折愈合,缩短治疗时间,有利于早期恢复功能和工作,临床治愈率达90%以上。近10年来在国外推广应用,已成为舟骨骨折的主要治疗手段。

二、月骨骨折

月骨骨折在腕骨中较为少见,这与月骨的解剖特点、位置、功能密切相关。月骨位于由桡骨、月骨和头状骨组成的关节链的中央,在协调腕关节运动和维持腕关节稳定上,均起到重要的作用,其活动度及所承受的剪力均很大。约有20%的月骨仅由一侧掌侧或背侧供血,因此这类单侧主干型供血的月骨,易发生骨折后的缺血坏死。

(一)损伤机制

月骨骨折可由于来自外力的直接打击,造成月骨的纵形劈裂、碎裂或部分骨小梁断裂。但多数患者为间接外力所致。患者均有腕关节过度背伸的外伤史,如滑倒坠落时以手掌支撑地面等。腕关节过度背伸的过程中,头状骨与月骨发生撞击,而发生月骨冠状面横断骨折,骨折线多位于月骨体的掌侧半。在负向尺骨变异时,月骨内、外侧面受力不均匀,而出现矢状面骨折。腕关节过度屈伸时,起止于月骨的韧带受到紧张牵拉,易发生月骨的掌、背侧极撕脱骨折。月骨背侧极骨折,亦可因桡骨远端背侧关节缘撞击导致。同时,月骨在轻微外力的长期作用下,受到桡骨与头状骨的不断挤压,亦可发生月骨疲劳性骨折及骨内微血管网损伤。由于症状轻微,易被忽视,进而可能导致月骨的缺血性坏死。

(二)临床表现

患者均有明显的腕部外伤史。腕部疼痛,月骨区有明显的肿胀、压痛,腕关节屈伸运动受限,甚至影响手指的屈伸运动。疲劳骨折多无外伤史,而且症状轻微。

(三)辅助检查

1.X线片

正、侧位像均可见断裂的骨小梁和骨折线。侧位像因月骨和其他腕骨的重叠有时难以诊断,需要加摄断层片。

2.CT

CT 尤其是三维重建 CT,可以观察到月骨的 3 个断面,有利于明确诊断。

3.MRI

对月骨骨折后发生的缺血性坏死可早期诊断。

(四)治疗

月骨骨折可用短拇人字管型石膏外固定 4～6 周,掌侧极骨折固定腕关节于屈曲位,背侧极骨折固定在腕背伸位,无移位的月骨体骨折固定在功能位。有移位的月骨体骨折应切开复位、克氏针内固定、在骨折固定期间应定期复查断层 X 线片或 CT,判断有无缺血性坏死的发生,以便及时更改治疗方案。月骨背侧极骨折可发生骨不愈合,而出现持续性腕部疼痛,将骨折片切除后,可缓解症状。

三、三角骨骨折

三角骨骨折是继舟骨骨折之后最常见的腕骨骨折,多合并其他腕关节损伤。三角骨是腕关节中韧带附着最多的腕骨,在维持腕关节稳定与功能及传递轴向外力时具有重要作用。

(一)损伤机制

三角骨骨折多由于腕关节过度背伸、尺偏和旋前位时遭受暴力所致,为月骨周围进行性不稳定的Ⅰ期表现。远侧骨折段与月骨周围的腕骨一起向背侧移位,近侧段与月骨的对应关系不变,称为经三角骨月骨周围性脱位。在腕关节过伸和尺偏时,可发生钩骨或尺骨茎突与三角骨撞击,导致三角骨背侧部骨折,或因韧带牵拉导致三角骨掌、背侧的撕脱骨折。直接暴力亦可导致三角骨体部的骨折。

(二)临床表现与诊断

(1)临床上患者多表现为腕关节尺侧半肿胀、疼痛、压痛,伴有挤压痛,腕关节运动障碍。

(2)X 线片:腕关节正位像可清晰见到三角骨的骨折线和其与周围腕骨的关系;侧位像可明确背侧皮质骨折;旋后 30°斜位像,可观察到三角骨掌侧面骨折线及与豌豆骨的对应关系或有无脱位。

(3)CT:对临床症状明显、疑有三角骨骨折而普通 X 线片无异常时,可行 CT 或断层检查,以消除其他腕骨遮盖效应的影响,进一步明确诊断。

(三)治疗

无移位的横断骨折,可采用短拇人字管型石膏外固定 4～6 周。并发移位或脱位的骨折，先行手法复位、石膏外固定，手法复位失败者可行切开复位内固定。撕脱骨折虽常有骨不愈合的情况，但只要无不适可不进行特殊处理，如有症状可行撕脱骨折片切除术，同时修补损伤的韧带。

四、豌豆骨骨折

豌豆骨是8块腕骨中最小的一块，多被认为是一个籽骨，尽管其体积小，骨折的发生率并不少见。豌豆骨位于三角骨的掌侧，与三角骨构成豆三角关节，也是尺侧腕屈肌的止点，参与腕关节的屈伸运动。同时豌豆骨又与远排腕骨的钩骨钩构成腕尺管，是尺神经和尺动、静脉的通道。

(一)损伤机制

直接暴力是骨折的主要原因，由于滑倒、坠落时腕关节呈背伸位，豌豆骨直接触地所致，分为线状和粉碎性骨折。多有腕部复合性损伤。如腕关节的突然强力背伸，尺侧腕屈肌会剧烈收缩以抗衡暴力作用，维持关节稳定，这种间接暴力可致豌豆骨的撕脱骨折。直接或间接暴力均可致豆三角关节发生脱位或半脱位。

(二)临床表现与诊断

1.临床表现

腕尺侧部疼痛、肿胀，豌豆骨处压痛明显，伴有屈腕功能障碍和牵拉痛。有时出现尺神经卡压症状，如环、小指的刺痛及感觉过敏等。

2.辅助检查

在旋后30°斜位像和腕管切位像，可清晰显示骨折线，亦可判断豌豆骨与三角骨的对应关系。同时腕关节正、侧位像可明确腕关节有无并发损伤。腕关节中立位时，豆三角关节间隙正常宽2～4 mm，豌豆骨与三角骨关节面近乎平行，其夹角＜15°。若怀疑豆三角关节半脱位，应做双腕对比检查，患侧可见豆三角间隙＞4 mm；豆三角关节面不平行，夹角＞20°；豌豆骨远侧部或近侧部与三角骨重叠区超过关节面的15%。

(三)治疗

用石膏托将腕关节固定在微屈曲位4～5周，以减少尺侧腕屈肌对骨折端的牵拉，直至骨折愈合。对少数骨折未愈合，遗留局部疼痛和压痛，影响腕关节功能或骨折畸形愈合，合并有尺神经刺激症状者，可切除豌豆骨，但必须仔细修复软组织结构，重建尺侧腕屈肌腱的止点。4周后开始功能练习。

五、大多角骨骨折

大多角骨介于舟骨与第 1 掌骨之间，在轴向压力的传导上具有重要作用，分别与舟骨、小多角骨构成关节，尤以第 1 腕掌关节的鞍状关节至关重要，具有双轴运动，为完善拇指的重要功能奠定了解剖学基础。

（一）损伤机制

拇指遭受外力时，轴向暴力经第 1 掌骨向近侧直接撞击大多角骨而发生体部骨折。间接暴力亦可迫使腕关节背伸和桡偏，大多角骨在第 1 掌骨和桡骨茎突下发生骨折。结节部骨折既可来自直接暴力，如腕背伸滑倒，大多角骨与地面直接撞击所致，又可来自间接暴力，如腕屈肌支持带的强力牵拉等。

（二）临床表现与诊断

1.临床表现

临床上多表现为腕桡侧疼痛和压痛，纵向挤压拇指可诱发骨折处疼痛。

2.辅助检查

（1）X 线片：腕关节正位、斜位、腕管位平片检查可见骨折线存在。

（2）CT：对结节部骨折可明确诊断。

（三）治疗

对无移位的体部和结节部骨折，用短拇人字管型石膏外固定 4～6 周。对移位的体部骨折，可行切开复位、克氏针内固定，以恢复鞍状关节面的光滑和平整；有明显移位的结节部骨折，应做骨折块切除，以避免诱发腕管综合征。

六、小多角骨骨折

小多角骨体积小，四周有其他骨骼保护，内外介于大多角骨和头状骨之间，远近介于舟骨与第 2 掌骨之间。又因其位置隐蔽，与其他腕骨相比，鲜有骨折发生。并且小多角骨是远排腕骨中唯一与单一掌骨底形成关节的腕骨，由第 2 掌骨传递的轴向压力经小多角骨传向舟骨。由于其掌侧面狭窄、背侧面宽阔，轴向压力下易发生背侧脱位。

（一）损伤机制

小多角骨骨折极少发生，多并发第 2、3 掌骨基底骨折或脱位。在轴向暴力作用下，第 2 掌骨向近侧移位并与小多角骨相互撞击，导致骨折或小多角骨背侧脱位。陈旧性小多角骨脱位，因合并附着韧带及滋养动脉的撕裂，易发生缺血性坏死。

(二)临床表现与诊断

1.临床表现

临床上患者多有腕背小多角骨处的肿胀、疼痛和压痛,腕关节运动有轻度障碍,伴有活动痛。如骨折块向掌侧移位,可诱发腕管综合征。

2.辅助检查

X线片上通常可显示骨折线的存在,对可疑的骨折可通过CT明确诊断。

(三)治疗

无移位的小多角骨骨折采用石膏外固定4~6周。对有骨折移位或并发第2、3掌骨底骨折、脱位的小多角骨骨折,需切开复位、克氏针内固定,必要时作植骨、第2腕掌关节融合,以求得到一个稳定和无症状的第2腕掌关节。

七、头状骨骨折

头状骨骨折可单独发生,亦可与其他结构损伤同时存在。由于头状骨头部无滋养动脉进入,其血供来源与舟骨近端相似,由该骨体部的滋养动脉逆行分支供血。因此,头状骨头部和颈部的骨折,易损伤此逆行供血系统,一旦治疗不当,可造成头状骨骨折不愈合或头部的缺血坏死,而导致腕关节运动障碍。

(一)损伤机制

腕关节在掌屈位时,外力直接作用于头状骨,可造成头状骨体部的横折或粉碎性骨折;间接暴力多发生在腕关节桡侧损伤、舟月分离或舟骨骨折后,为腕关节过度背伸、头状骨与桡骨远端关节面背侧缘相互撞击的结果,多见于颈部骨折。骨折后,若腕关节继续背伸,可导致骨折远、近侧段分离,无韧带附着的近侧段相对于远侧段发生约呈90°的旋转移位。暴力作用消失后,腕关节由过度背伸恢复到自然状态下的屈、伸体位,会加剧近侧端的旋转,使之呈180°旋转移位。因此间接暴力所致头状骨颈部骨折为不稳定性骨折,且移位的近侧端(头部)易发生缺血性坏死。

(二)临床表现与诊断

(1)临床上表现为头状骨背侧疼痛、肿胀及压痛,腕关节功能受限,伴有活动痛、畸形、异常活动及骨擦音不明显。

(2)常规腕关节正侧位X线片上可清晰显示骨折线和骨折端的移位。少数无移位的骨折X线片难以显示,需通过CT确诊。

(三)治疗

治疗单纯无移位的骨折可采用石膏外固定 6 周。有移位的新鲜骨折,需切开复位、克氏针内固定;有移位的陈旧性骨折,在切开复位的同时,需切取桡骨瓣游离植骨。骨折近侧端(头部)发生缺血性坏死或创伤性关节炎时,可切除头部,做腕中关节融合术。

八、钩骨骨折

钩骨呈楔形,介于头状骨与三角骨之间,分别与之构成有关,由坚强的骨间韧带相连。钩骨钩介于腕管与腕尺管之间,分别有腕横韧带、豆钩韧带及小鱼际肌附着,钩的桡侧是屈肌腱,尺侧是尺神经血管束,尺神经深支绕过钩的底部进入掌深间隙,因此钩骨钩一旦骨折、移位,易造成屈肌腱断裂和尺神经卡压。由于钩骨供血来源多样,供血充分,骨内供血多极化,故不易发生缺血性坏死。

(一)损伤机制

钩骨体部骨折多见于间接暴力,偶尔由直接暴力所致,可分为远侧部和近侧部骨折两类,以远侧部骨折较多见。钩骨钩骨折多见于运动性损伤,直接暴力可发生于球拍对钩骨钩的撞击,而导致钩骨钩基底的骨折。间接暴力为腕关节过度背伸时,腕横韧带和豆钩韧带对钩骨钩的牵拉所致钩骨钩尖端的骨折。

(二)临床表现与诊断

1.临床表现

腕掌尺侧肿痛,握拳时加重,局部深压痛明显,将小指外展时疼痛加重。钩骨钩骨折时压痛明显,并有轻度异常活动。有 50%以上患者可出现腕尺管综合征。陈旧性钩骨钩骨折,亦可出现环、小指屈肌腱自发性断裂。骨折移位及环、小指腕掌关节背侧脱位可导致腕关节尺背侧隆凸畸形、局部肿胀和压痛。

2.X 线片

钩骨体部骨折拍摄腕关节正位片即可明确诊断。但钩骨钩骨折在腕关节正侧位 X 线片上难以诊断,需采用特殊体位摄影。

3.CT

通过观察腕骨的不同横截面,可直接显示钩骨钩骨折的部位及移位程度。因此,在临床上怀疑钩骨钩骨折而单纯 X 线不能明确诊断时,应常规做 CT 检查。特别是三维 CT 可消除重叠腕骨的影响,从立体上判断骨折移位的方向性,因而具有很高的诊断价值。

（三）治疗

（1）无移位的钩骨体部骨折，因其较稳定，也无并发症，采用石膏托外固定4～6 周即可。

（2）体部骨折有移位或并发腕掌关节脱位，早期可行切开复位，克氏针内固定，晚期则在复位后做腕掌关节融合术，以消除持续存在的疼痛等症状。钩骨钩骨折对手的功能影响较大，并发症多，骨折片较小并且垂直于手掌，很难复位和外固定，因此一旦确诊，即应手术治疗，可行切开复位、克氏针内固定或钩骨钩切除术。前者因内固定较困难，易并发尺神经卡压和屈肌腱损伤，而较少应用，后者手术操作简单，不破坏腕关节的稳定，术后无并发症，腕关节功能得以迅速恢复。术中应修复钩骨钩骨折断面、豆钩韧带，将腕横韧带的止点与骨膜一起缝合。合并尺神经卡压时应同时行尺神经松解术，屈肌肌腱断裂时也应修复。

第六节　掌骨骨折

一、损伤机制

掌骨骨折多为直接暴力造成，如重物压砸伤、机器绞伤、压面机挤伤、车辆撞击伤和压轧伤等。这种力量往往比较大，常造成皮肤、神经、肌腱等组织的复合性损伤。骨折也比较严重，多是粉碎性骨折，有明显的移位、成角、旋转畸形。此类骨折不但难处理，而且还会有皮肤、神经、肌腱等组织缺损，有的还会有血液供应障碍，可能造成手指或整个肢体坏死。

也有的损伤相对简单，如第 5 掌骨颈骨折，又称拳击者骨折，是发生在第 5 掌骨颈的骨折。当握拳做拳击动作时，暴力纵向施加掌指关节上，传达到掌骨颈部造成骨折。其次，掌骨颈骨折也可发生在第 2 掌骨（图 2-1）。其他掌骨颈骨折较少见。

掌骨头骨折则是由于手在握拳位，掌骨头受直接打击所致。也可发生于机器的压轧伤。掌骨头的骨折是在关节内，故骨折常影响到关节面的平整及晚期关节的活动。

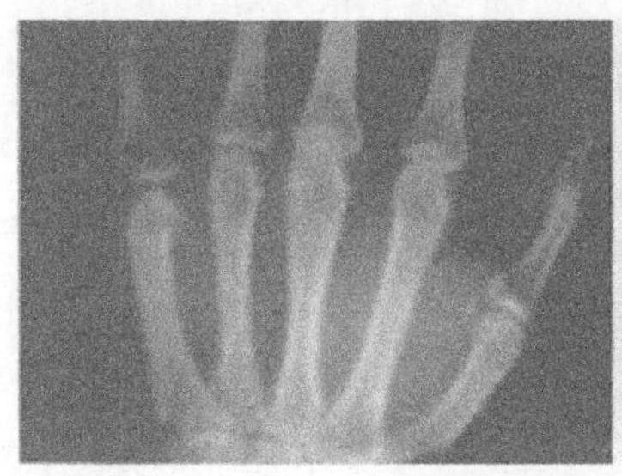
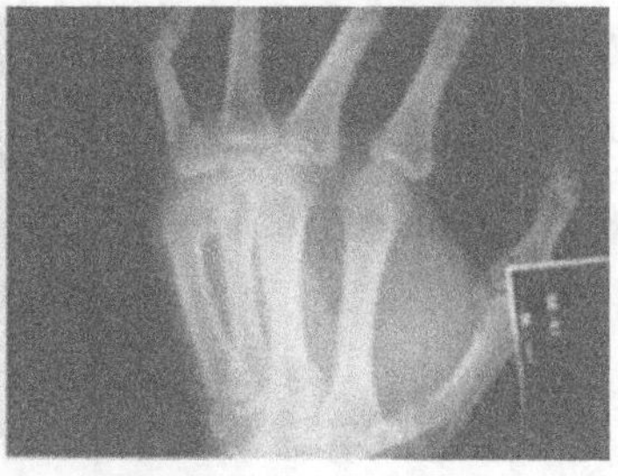

图 2-1 第 5 掌骨颈骨折

发生在掌骨基底的骨折是腕掌关节内的骨折，多因为纵向撞击力量作用在掌骨，传达至腕掌关节处，造成腕掌关节骨折脱位。虽然骨折移位不多，但如治疗不当，常会遗留局部隆起、疼痛以及因屈、伸肌腱张力失衡使手指活动受限等问题。

二、损伤分类

(一)掌骨头骨折

(1)单纯掌骨头骨折，发生在掌骨头的骨折可有斜形、纵形等，损伤多为闭合性。骨折愈合后，如关节面不平，可影响关节活动。晚期，由于关节面反复磨损，还会造成创伤性关节炎。

(2)关节软骨骨折，此种损伤多由于紧握拳时拳击锐利性的物体，如牙齿、玻璃等，致使关节内软骨破碎。损伤多为开放性，可从伤口看到破碎的软骨面。

(3)掌骨头粉碎性骨折，多发生于较大暴力的损伤，常合并相邻的掌、指骨骨折及严重的软组织损伤(图 2-2)。

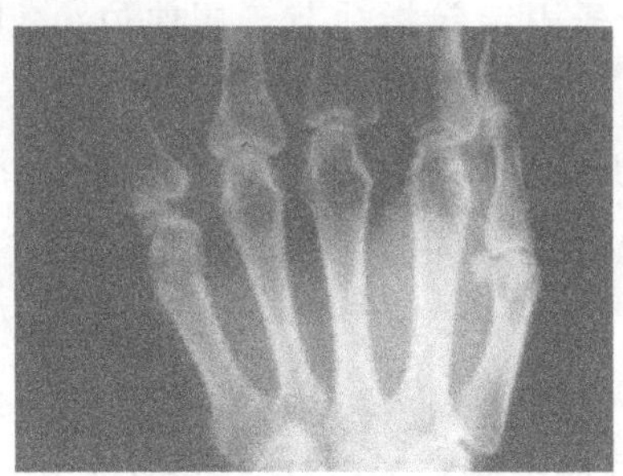

图 2-2 第 5 掌骨头骨折

(二)掌骨颈骨折

正常掌骨颈向背侧轻度成角，称颈干角，在斜位 X 线片上，第 5 掌骨的颈干角约为 25°。有患者认为，此角超过 30°即为手术或整复的适应证。在 30°以内者，对手的外观及功能都没有明显影响。

(三)掌骨干骨折

掌骨干骨折发生在第3、4掌骨者较多。作用在手或手指上的旋转暴力,常致斜形或螺旋形骨折;由纵轴方向的暴力传达致掌骨上时,多造成横行骨折。一般横行骨折是稳定性骨折,而斜形或螺旋形骨折为不稳定性骨折。

(四)掌骨基底骨折

多为腕掌关节的骨折脱位,常发生在第1、4、5腕掌关节。第一腕掌关节已单有论述,第4、5腕掌关节也有较大的活动,它们分别可屈、伸15°和20°,位于尺侧边缘,故易受伤(图2-3)。

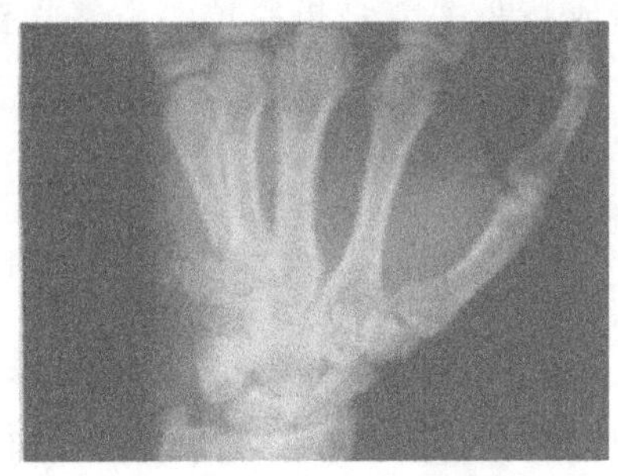

图2-3 第4、5掌骨基底骨折

三、治疗

(一)掌骨头骨折

要根据骨折移位的情况,如骨折稳定,横行或斜形骨折,但无明显移位,而且关节面平整的,可用石膏托固定掌指关节于屈曲位。3周后解除制动做主动功能锻炼。

有移位的骨折,因骨折块在关节内,又无韧带或肌腱的牵拉,复位比较容易。要使关节在屈曲位,轻轻牵拉该指,使手指侧偏,并轻轻挤压掌骨头,可使向两侧移位的骨块复位。屈曲掌指关节,向背侧推顶掌骨头,可使向掌侧移位的骨折块复位。

如手法复位失败,可行切开复位及克氏针内固定手术。但应注意,掌骨头为松质骨,骨折复位后,钢针应准确打入,以确保一次成功。若反复穿入钢针,会使钢针松动,进而造成固定不牢或失败。钢针可保留4周左右,然后去除固定,开始活动。

对关节软骨骨折,应彻底清创,脱入关节内的小骨折片应摘除,较大的骨折可复位后以石膏托做短时间固定,然后开始活动。

掌骨头粉碎性骨折对骨折移位不明显,关节面尚平整者,可用石膏托固定

3～4 周后开始功能练习。有移位的骨折治疗比较困难，可行切开复位，以多根细钢针分别将骨折块固定。若骨折块小，钢针粗，贯穿骨折块时容易碎裂。固定后，一旦骨折初步愈合，即可开始活动以防关节僵直。如掌骨头发生严重粉碎、短缩，且无法使用内固定时，可采用骨牵引 3～4 周，然后开始主动功能练习。

(二)掌骨颈骨折

对稳定性骨折，且成角在 30°以内者，对手的外观及功能都没有明显的影响。可直接用石膏托固定腕关节于轻度背伸，掌指关节屈曲 50°～60°，指间关节在休息位，6～8 周后拆除石膏，鼓励患者活动患手。有的患者可能有 15°～20°的掌指关节伸展受限，一般锻炼 2～3 个月后即可恢复正常。

掌骨颈不稳定性骨折，常有较大的成角畸形及移位，可行手法整复。因为掌指关节侧副韧带附着于掌骨头两侧偏背部，掌骨颈骨折后，若将掌指关节伸直位牵引，则可使侧副韧带以掌骨头的止点处为轴，使掌骨头向掌侧旋转，反而加重掌屈畸形。整复时，必须将掌指关节屈曲 90°，使掌指关节侧副韧带处于紧张状态，使近节指骨基底托住掌骨头，再沿近节指骨纵轴向背侧推顶。同时再在骨折背部向掌侧加压，畸形即可矫正(图 2-4)。

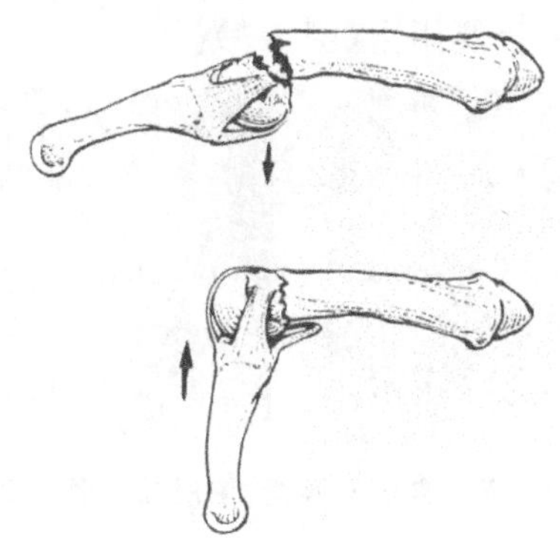

图 2-4 掌指关节屈曲 90°，以近节指骨推顶掌骨头，使骨折复位

整复后，用背侧石膏托将掌指关节制动于屈曲 90°及握拳位。4 周后，拆除石膏，开始活动。

还可用经皮克氏针固定。先将骨折复位，然后经皮在远骨折段横形穿入不锈钢针。用相邻的正常掌骨头固定。如第 5 掌骨颈骨折，可固定在第 4 掌骨上；第 2 掌骨颈骨折，可固定在第 3 掌骨颈上。钢针应从掌骨头侧副韧带止点处穿出，若穿过韧带中部时，则限制掌指关节屈伸活动。

如掌骨颈有较多的骨质，还可使用微型钢板固定。使用T形或Y形钢板固定骨折，可达到稳固的固定。术后可使用短时间制动，在固定非常牢固的情况下也可不使用制动，早期开始功能锻炼。但应注意，活动时要空手，不能负重或用力。

(三)掌骨干骨折

由于相邻骨间肌及掌骨间韧带的作用，一般骨折比较稳定。

(1)对稳定性骨折，可使用石膏托将患手固定在腕轻度背伸，掌指关节屈曲，指间关节处休息位，6～8周后去除石膏，练习手部活动。

(2)骨折端有短缩或旋转时为不稳定性骨折，可行手法复位后用石膏托或石膏管型固定。但很多斜形或螺旋形骨折复位后，用石膏固定很难防止畸形重新出现，应行切开复位内固定。

(3)斜形或螺旋形骨折可用不锈钢针垂直骨折线固定。为控制骨折块旋转，常需用2～3根钢针做内固定。

不稳定性骨折也可经皮用钢针横形穿过远、近骨折块固定在相邻完整的掌骨上。为使术后早期开始活动，目前应用较多的是微型钢板。由于掌骨较长，可以使用5孔或6孔钢板。固定后骨折稳定，可以早期开始活动。但应注意，开始时一定要空手活动，不能负重及用力(图2-5)。

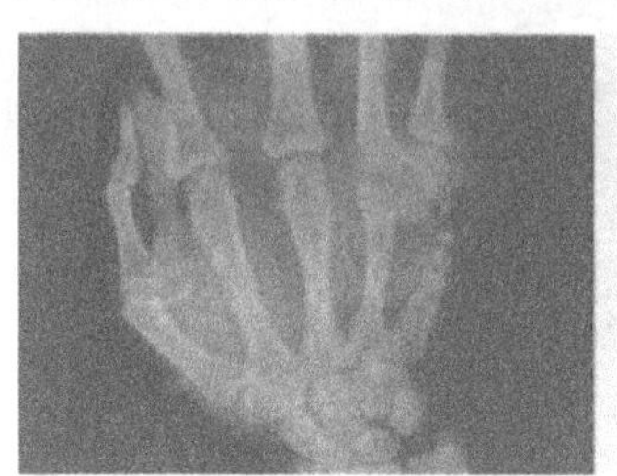
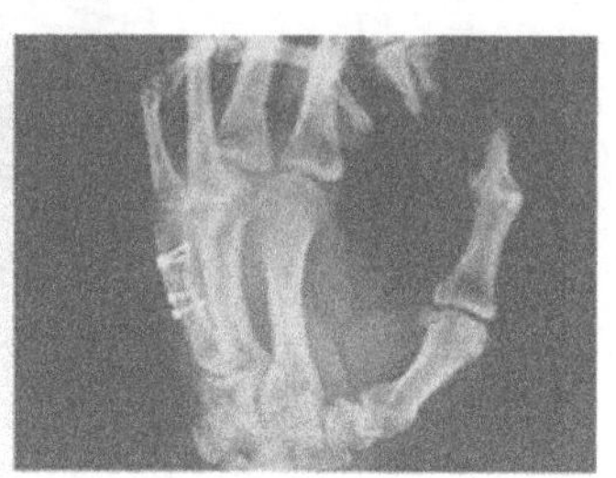

图2-5　第5掌骨干骨折，使用微型钢板固定

(四)掌骨基底骨折

常合并腕掌关节脱位，在早期复位容易。手法整复后，以短臂石膏托固定。第2、3腕掌关节因活动度小，骨折后移位少，复位后比较稳定，容易固定。而第4、5腕掌关节活动度大，复位容易，固定困难，因而可行经皮或切开复位。

经手术复位固定后预后大多较好，由于掌骨基底为松质骨，因而愈合快，很少有不愈合者。骨折愈合后对手的功能影响不大。

第七节 指骨骨折

一、远节指骨骨折

远节指骨骨折分为 3 种类型:爪粗隆骨折、指骨干骨折、指骨基底骨折(图 2-6)。

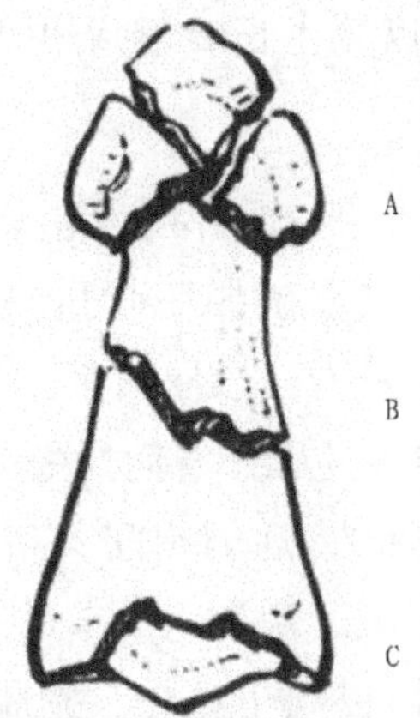

图 2-6 远节指骨骨折

A.爪粗隆骨折;B.指骨干骨折;C.指骨基底骨折

(一)爪粗隆骨折

此类骨折分为简单型及复杂型。简单型骨折移位较少,常伴有软组织损伤,对这种损伤的处理,软组织的修复及术后预防伤口感染应放在比治疗骨折更重要的位置。原因是骨折块由于连接于皮肤、骨膜间的纵形韧带及指甲的支持而移位较少且比较稳定。相反,由于暴力直接压砸造成的损伤,常使之碎裂,软组织损伤严重,伤口不整齐,有时手指末节血液循环破坏比较厉害,还会造成部分指腹或指端的坏死。

爪粗隆骨折因为有指甲作为支托,骨折一般不需要制动。但有时手指肿胀、疼痛剧烈时,可用单指石膏托制动以减轻疼痛,这对伤指可起到保护作用。

复杂型骨折为粉碎开放性骨折。清创时应将小块的、分离的骨块切除,但应避免去掉过多的骨质。否则可能造成不愈合及甲床基底的缺失,而间接影响指甲的生长及功能。

(二)指骨干骨折

此类骨折多由压砸伤造成,可有横行、斜形、纵形及粉碎性骨折。此处由于没有肌肉或韧带的牵拉而移位较少。但无论哪种类型的骨折,任何意义的移位都应进行复位。

手法整复时需用骨折远端去对接近端,一般复位并不困难。复位后可将手指固定在屈曲位,有些开放性骨折,由于甲床可能嵌入其中,难以整复,应做切开复位,修复甲床,并用克氏针纵形穿入固定。但不要穿过远侧指间关节,以免损伤关节面,也不要损伤指甲根,以免生长畸形指甲。

(三)指骨基底骨折

指骨基底骨折均为关节内骨折,骨折可发生在指骨基底的掌侧、背侧或侧方,大多数为撕脱伤造成的。伸指肌腱撕脱骨折最常见。伸指肌腱两侧束汇合后,止于末节指骨基底背侧。在暴力强烈屈曲远节手指时,可发生撕脱骨折。骨折片大小不一,可以从针尖大小到包括大部分关节面。新鲜损伤(1 周以内)可用石膏或支具将近侧指间关节屈曲,远侧指间关节过伸位固定 6 周。屈曲近侧指间关节,可以使近侧指间关节至远侧指间关节的一段伸指肌腱侧束松弛,远侧指间关节过伸,则可使骨折对合,以利于愈合。撕脱的骨折块如不超过关节面的 1/3,可用上述外固定方法治疗。如骨折片超过关节面的 1/3,且伴有远侧指间关节脱位者,可行切开复位,用钢丝或不锈钢针内固定。也可在行闭合复位后,用不锈钢针固定。如骨折片很小,可将其切除,然后将肌腱缝合固定在原止点处。

掌侧的撕脱骨折,为指深屈肌腱附着在远节指骨基底处受暴力造成,常合并远侧指间关节掌板的破裂。在 X 线片上,可见到手指掌侧的骨折片。骨折片的部位,视撕脱肌腱回缩多少而不同。如骨折块小于关节面的 1/3,可将其切除,并使用钢丝将撕脱的肌腱重新固定在其止点部;骨折块超过关节面 1/3 者,可做切开复位及骨折内固定。

侧方撕脱骨折,多由指间关节侧方受直接外力或旋转暴力导致,常伴随关节囊或韧带撕裂。骨折片比较小,移位不多。可在关节伸直位固定患指,3 周后进行主动功能练习。如骨折块较大、移位较多、关节有侧方不稳,可进行切开复位,用克氏针或螺丝钉做内固定(图 2-7)。

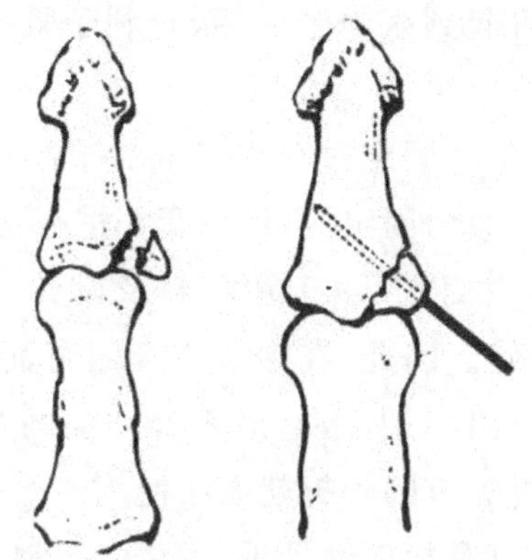

图 2-7　远节指骨基底骨折侧方骨折，用不锈钢针内固定

二、中节指骨骨折

中节指骨骨折多发生于直接暴力，如机器伤、压砸伤等。骨折的移位受 2 种力量的影响，即损伤的外力和手指肌腱牵拉作用。如骨折线位于指浅屈肌腱止点远端，由于指浅屈肌腱的牵拉，使近端骨折块屈曲，同时由于指伸肌腱在远节止点的牵拉，使远端骨折块背伸，则骨折向掌侧成角(图 2-8)。

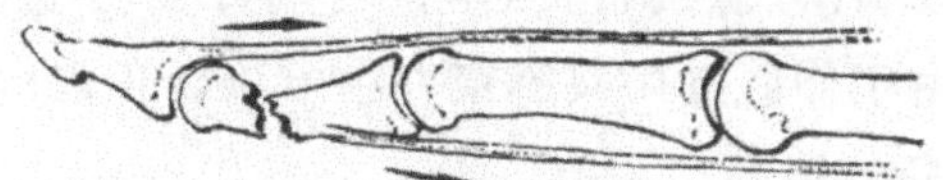

图 2-8　骨折线位于浅屈肌止点远端，骨折向掌侧成角

治疗可采用手法整复，将骨折远端屈曲复位，用石膏或绷带卷在屈曲位制动。

若骨折线位于指浅屈肌腱止点的近端，由于指浅屈肌腱的牵拉，使远端骨折块屈曲；指伸肌腱中央腱束在中节指骨基底背侧止点的牵拉，使近端骨折块背伸，则骨折向背侧成角(图 2-9)。

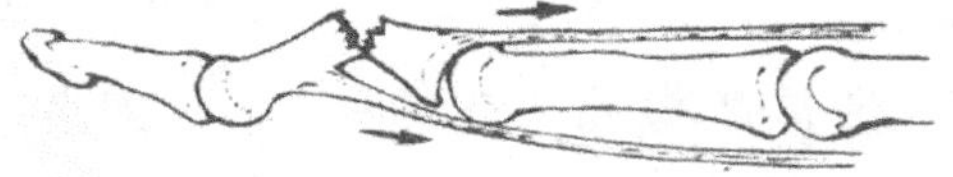

图 2-9　骨折线位于指浅屈肌腱止点近侧，骨折向背侧成角

整复时需将骨折远段伸直复位，用石膏托将伤指制动在伸直位。

上述 2 种骨折在整复时牵拉手指力量不要太大，要与骨折成角的相反方向屈或伸展手指，同时按压移位的骨折块使之复位。因为在骨折成角的凹面一般有骨膜相连，相连的骨膜可起到张力带作用，有利于骨折复位及愈合，不应在骨折复位过程中将其破坏。

为了避免手指在伸直位外固定过久而影响关节功能，或开放性骨折需做清创术时，均可采用不锈钢针做内固定，再用石膏托进行功能位制动。中节指骨骨折还可使用微型钢板固定。目前，由于在材料及设计上的改进，钢板比以前更薄、更小，但坚固性仍然很好。因此，在中节指骨的背面及侧面放置钢板都对肌腱的活动影响不大，术后可以早期活动，对手部功能的恢复有利。当然，使用微型钢板要有适应证，如靠近关节的骨折就无法使用。

对靠近关节处的骨折以及粉碎性骨折，无法使用钢板，使用克氏针也会损伤关节，另外也无法用钢针固定那些小的骨折块。此时，可用外固定架，先用手法复位骨折，再将骨折线远、近端正常骨质横向穿针，上外固定架、旋转螺丝拉长支架，同时还可用手法复位。外固定架可以保持粉碎的骨折块大致复位，还可保持关节间隙，便于将来功能恢复。

三、近节指骨骨折

此骨折在指骨骨折中最常见，常由于直接暴力所致，如压砸、挤压、打击等。

骨折线可有横行、斜形、螺旋行、纵形。近端骨折块由于骨间肌的牵拉而呈屈曲位，远端骨折块由于伸肌腱中央腱束在中节指骨止点的牵拉作用呈背伸位，使骨折向掌侧成角（图 2-10）。

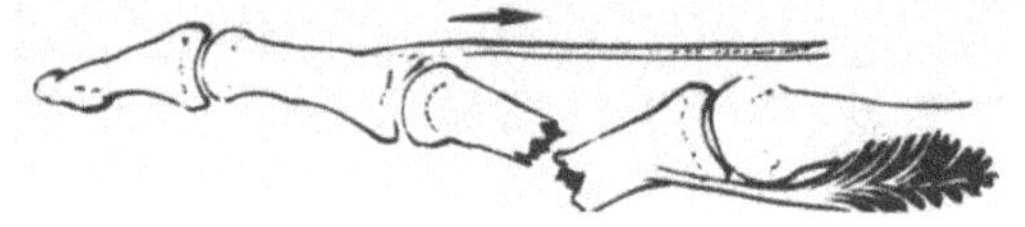

图 2-10　近节指骨骨折

由于肌腱的牵拉作用，骨折向掌侧成角

治疗可用手法整复外固定。对某些闭合性、稳定性骨折，可闭合复位。将伤指轻轻牵拉，使骨折断端分开，术者用另一手指从掌侧向背侧按压，矫正成角。然后在牵引的情况下逐渐屈曲，掌指关节屈曲 45°，近侧指间关节屈曲 90°，指尖对着舟骨结节，由前臂至患指末节，用石膏托制动。还可用绷带卷制动，卷的粗细，可因手的大小而定，以握住后掌指关节及指间关节符合上述角度为宜。对有些粉碎性骨折也可用此法固定。

手法整复外固定失败者，斜形骨折不稳定者或开放性骨折需做清创者，可考虑做切开复位内固定。

(一)不锈钢针内固定

用钢针做内固定时,逆行穿针比顺行穿针更容易。即先将钢针从骨折远端穿入远端骨折段,从皮肤穿出,复位骨折,再将针打入近骨折段,针尾留在远端骨折块皮肤外。一般要用 2 根针固定,以防止骨折旋转。

根据不同类型骨折采用不同方式穿针。如横行骨折,用交叉钢针固定,要尽量避免钢针穿过关节面,以使关节活动不受影响。有的学者认为,交叉钢针通过手指中心轴的背侧,其固定强度要大于从中心轴掌侧穿过者。另外,钢针的交叉点在近端骨折块时,其抵抗应力的作用更大。斜形骨折,复位后可使钢针与骨折线呈垂直方向穿入。对一些小的骨折块,如撕脱骨折,可在复位后用克氏针直接将骨块穿钉在原骨折处。

克氏针作为异物,在内固定器材中是比较小的。另外,手术中不需要广泛剥离软组织,不妨碍关节活动,又不需要再次手术取出内固定物。但不锈钢针没有加压作用,骨折间有间隙等使其固定作用不够理想。虽然不锈钢针有诸多缺点,但由于其操作简单、费用低,有些特殊情况还需要它来固定,因此克氏针目前在临床上仍在广泛应用。

对于不锈钢针固定法,如应用不当,不容易维持精确的解剖复位,也不能产生骨折块间的加压作用,而且,可能使两骨折块间出现缝隙,不利于愈合。针尾留在皮肤外,虽然便于取出,但也可能成为感染源。

(二)切开复位钢丝内固定

为了克服克氏针的缺点,以求更稳定的制动,Robertson 于 1964 年提出用钢丝做内固定的方法。即利用 2 根平行或互相交叉成 90°的钢丝,垂直于骨折线做环绕固定骨折(图 2-11)。此法对横行骨折较为适用,而长斜形或螺旋形及粉碎性骨折不宜用此法。

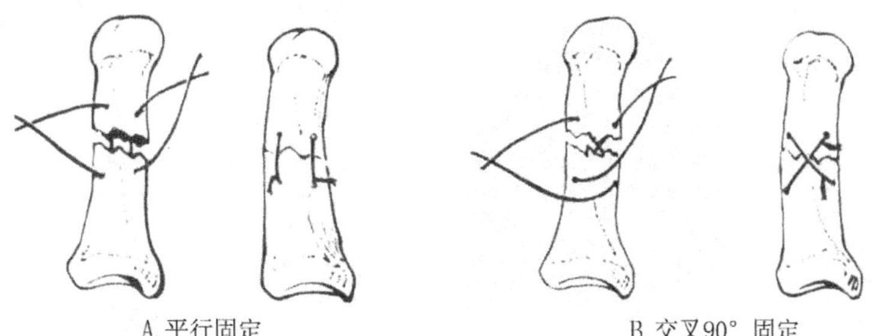

A.平行固定　　B.交叉90° 固定

图 2-11　应用钢丝固定骨折

对横行骨折可用钢丝固定，在早期由于钢丝拧紧时，可有一定的加压作用，对骨折有一稳定的固定。但晚期，由于钻孔拧钢丝处骨质的吸收，会出现钢丝的松动，造成骨折固定不牢，甚至有移位、成角畸形出现。因此，目前基本不再使用钢丝来做骨折的固定。钢丝一般常用在撕脱骨折时，用钢丝贯穿肌腱与骨折块间兜住骨折块，拉向骨折处，从骨折相对面穿出拧紧，使撕脱骨折复位、固定。

再有，在纵形、粉碎性骨折时，钢丝可横形捆绑骨折条，使骨折稳定。

（三）切开复位

以螺丝钉或微型钢板内固定，对斜形或螺旋形骨折，用螺丝钉做垂直于骨折线固定，固定效果较好。术后可用石膏托短时间固定，或不做外固定而使手指做有限制的早期活动。其缺点是螺丝钉可能干扰肌腱的滑动，或皮下有异物突起，横形或粉碎性骨折不宜使用。螺丝钉大多需要二次手术取出。

微型钢板固定牢固，可控制骨折块间的旋转，可以术后早期活动患手。对横行、短斜形的骨干骨折可选用。但接近关节的骨折，由于在关节侧无法容纳钢板而不宜使用。

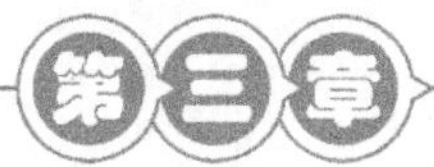

下肢损伤

第一节　股骨髁上骨折

发生在腓肠肌起点以上 4 cm 范围内的股骨骨折称为股骨髁上骨折。直接或间接暴力均可造成。膝关节强直而骨质疏松者，由于膝部杠杆作用增加，也易发生此骨折。

一、病因

本类骨折主要为强大的直接暴力所致，如汽车冲撞、压砸、重物打击和火器伤等。其次为间接暴力所致，如自高处落地、扭转性外力等。好发于 20～40 岁青壮年人。

直接暴力所致骨折多为粉碎性或短斜形骨折，而横断骨折较少；间接暴力所致骨折，则以斜形或螺旋形骨折多见。

二、分型

股骨髁上骨折可分为屈曲型和伸直型，而屈曲型较多见。屈曲型骨折的骨折线呈横行或短斜形，骨折线从前下斜向后上，其远折端因受腓肠肌牵拉及关节囊紧缩，向后移位，有刺伤腘动静脉的可能。近折端向前下可刺伤髌上囊及前面的皮肤。伸直型骨折也分为横断及斜形 2 种，其斜面骨折线与屈曲型者相反，从后下至前上，远折端在前，近折端在后重叠移位。此种骨折患者，如腘窝有血肿和足背动脉减弱或消失，应考虑有腘动脉损伤。其损伤一旦发生，则腘窝部短时间进行性肿胀，张力极大，伤处质硬，小腿下 1/3 以下肢体发凉呈缺血状态，感觉缺失，足背动脉搏动消失。发现此种情况，应提高警惕，宜及早手术探查。如骨折线为横断者，远折端常合并小块粉碎性骨折，间接暴力则为长斜形或螺旋形骨折，儿童患者较多见。

三、临床表现与诊断

(一)外伤史

伤者常有明确的外伤史，由直接打击或扭转性外力所造成，而间接暴力多由高处跌地，足部或膝部着地所造成。

(二)肿痛

伤肢由于强大暴力，使骨折周围软组织损伤亦很严重，故肢体肿胀、剧烈疼痛。

(三)畸形

伤肢短缩，远折端向后旋转，成角畸形。即使畸形不明显，局部肿胀、压痛及功能障碍也很明显。

(四)失血与休克

股骨髁上骨折合并股骨下 1/3 骨折的出血量可达 1 000 mL 以上，如为开放性骨折则出血量更大。刚入院的患者常有早期休克的表现，如精神紧张、面色苍白、口干、肢体发凉、血压轻度增高、脉搏稍快等。在转运过程中处理不当及疼痛，均可加重休克。

(五)腘动脉损伤

股骨髁上骨折及股骨干下 1/3 骨折，两者凡向后移位的骨折端均可能损伤腘动脉，腘窝部可迅速肿胀，张力加大。若为腘动脉挫伤，血栓形成，则不一定有进行性肿胀。腘动脉损伤症状可有小腿前侧麻木和疼痛，其下 1/3 以下肢体发凉，感觉障碍，足趾及踝关节不能运动，足背动脉搏动消失。所有腘动脉损伤患者都有足背动脉搏动消失这一特点，因此在骨折复位后搏动仍不恢复者，即使患肢远端无发凉、苍白、发绀、感觉障碍等情况，亦应立即行腘血管探查术。若闭合复位后仍无足背动脉恢复，是危险的信号。所以不应长时间保守观察，迟疑不决。如胸动脉血栓形成，产生症状有时较慢而不典型，足背动脉搏动开始减弱，最后消失，容易误诊，延误手术时机。

(六)合并伤

注意患者的全身检查，特别是致命的重要脏器损伤者，在休克时腹部外伤症状常不明显，必须随时观察，反复检查以免遗漏，对车祸、矿井下事故，常为多发性损伤，应注意检查。

(七)X 线片

对无休克的患者,首先拍 X 线片,以了解骨折的类型,便于立即做紧急处理。如有休克,需待缓解后,再做摄片。

四、鉴别诊断

(一)股骨下端急性骨髓炎

该病发病急骤,患者常表现为高热、寒战、脉快,大腿下端肿痛,关节功能障碍,早期局部穿刺可能有深部脓肿,发病后 7～10 天进行 X 线片检查,若观察到骨质破坏,诊断便可确定。

(二)股骨下端病理骨折

股骨下端为好发骨肿瘤的部位,如骨巨细胞瘤、骨肉瘤等。患者有股骨下端慢性进行性肿胀史,伴有疼痛,迁延时间较长,进行性加重,轻微的外伤可造成骨折,X 线片可明确诊断。

五、治疗

股骨髁上骨折治疗方法颇多,据骨折类型选择治疗方案如下。

(一)石膏及小夹板固定

适用于成人无移位的股骨髁上骨折及合并股骨干下 1/3 骨折的患者。儿童青枝骨折,可行石膏固定或用 4 块夹板固定,先在股骨下端放好衬垫,再用4 根布带绑扎固定夹板,一般固定 6～8 周后去除,练习活动,功能恢复满意。

1.优点

此法无手术痛苦及产生并发症的可能,治疗费用低,可在门诊治疗。

2.缺点

(1)仅适用于无移位骨折及裂纹或青枝骨折。

(2)膝关节功能受限,需一定时间恢复。

(3)可出现压疮,甚至出现腓总神经损伤。

(二)骨牵引加超膝关节小夹板固定

此法适用于移位的髁上骨折。屈曲型在手法整复后,行髁上斯氏针骨牵引,膝屈至 100°的位置上,置于托马架或布朗架上,使腓肠肌松弛,达到复位,然后外加超膝关节小夹板固定。

伸直型可采用胫骨结节牵引,牵引姿势、位置同上。在牵引情况下,远折段向相反方向整复，即可复位。如牵引后仍不复位，可在硬膜外阻滞麻醉下行手法整复，勿使用暴力，注意腘血管的损伤，如骨折尖端刺在软组织内，可用撬拨法复位后，外加小夹板固定。屈膝牵引4～6周，牵引期内膝关节不断地进行功能练习，牵引解除后，仍用夹板或石膏托固定，直至骨折临床愈合。牵引复位时间在1～7天，宜用床边X线机观察。

1.优点

此法优点在于经济、安全，愈合率高，配合早期功能锻炼，减少了并发症。

2.缺点

患者卧床时间较长，有时需反复床边透视、复位及调整夹板或压垫，虽不愈合者极少，但畸形愈合者常见。如有软组织嵌入骨折端，则不易愈合。横断骨折可见过度牵引而致骨折端分离，造成延迟愈合。开放性股骨髁上骨折合并腘动脉、腓总神经等损伤则不宜牵引，需行手术治疗，以免加重血管、神经的损伤。

(三)股骨髁上骨折撑开器固定

本法适用于股骨髁上骨折而无血管损伤者，并且远折段较短，不适宜内固定的患者。在硬膜外阻滞麻醉下，采用斯氏针，分别在股骨髁及股骨近折段各横穿一斯氏针，两针平行，在针的两侧各安装一个撑开器，然后在透视下手法整复，并调整撑开器的长度，待复位后，采用前后石膏托固定于屈膝位。如骨折处较稳定，可将撑开器转而为加压，使骨折处更为稳定牢固。固定4～6周后拔针，继续石膏固定，直至骨折临床愈合。若手法整复失败，可考虑切开复位，从股骨下端外侧纵切开，直至骨折端，避开腘血管，整复骨折后，仍在骨折的上、下段穿针，外用撑开器，缝合伤口。

1.优点

(1)因髁上骨折的远折段甚短，无法内固定，本法使用撑开器代替牵引，患者可较自由的在床上起坐活动，避免了牵引之苦，是个简单易行的方法。

(2)局部固定使膝关节能早期锻炼，避免了关节僵直。

2.缺点

(1)此法为单平面固定，不能有效防止旋转，需要辅以外固定的夹板或石膏。

(2)可能发生关节腔感染。

(四)切开复位内固定

股骨髁上骨折的治疗主要有2个问题：一为骨折复位不良时，因其邻近膝关节，易发生膝内翻或外翻或过伸等畸形；二为膝上股四头肌与股骨间的滑动装置，易因骨折出血而粘连，使膝关节伸屈活动障碍，尤以选用前外侧切口放置内固定物、术后石膏固定者严重，因此切开复位内固定的要求应当是选用后外侧切口；内固定物坚强并放置于股外侧，术后可不用外固定，尽早练习膝关节活动。

1.槽形角状钢板内固定

本法适用于各型移位骨折。

(1)方法：患者平卧位，大腿下 1/3 后外侧切口，其远端拐向胫骨结节的外侧。切开髂胫束，在股外侧肌后缘，股外侧肌间隔前方进入。将股外侧肌拉向前，显露股骨髁上骨折及其股骨外髁部，如需要可切开膝外侧扩张部及关节囊，根据标准 X 线片确定在外髁上与股骨干成直线的槽形角状钢板打入点。先用 4 mm钻头钻孔，再用 1.5 cm×0.2 cm 薄平凿深入扩大，注意使凿进洞方向与膝关节面平行，将备好的槽形角状钢板的钉部沿骨孔扣入。然后将骨折复位，用骨折固定器固定骨折及钢板的侧部(长臂)。在骨折线远侧的钢板上拧入 1 或 2 枚长螺丝钉，在骨折近端拧入 3～5 枚螺丝钉，反复冲洗切口，逐层缝合，包扎。

(2)优点：角状钢板固定股骨髁上骨折或髁间骨折，与直加压钢板固定的生物力学完全不同。直钢板固定者，骨折移位的应力首先加于螺丝钉上，骨折两端的任何折弯力扭曲力，都使钢板上的螺丝钉向外脱出，钢板折弯，内固定失败，此已被临床多例证实。角状钢板则不然，一骨折远端的负重力扭曲折弯力，首先加于角状钢板的髁钉，再通过角部，传达到侧部。钢板将应力分散传递至多枚螺丝钉上，由于应力分散，而钢板及每一螺丝钉所承受的应力较小。股骨髁上骨折的变形，受肌肉牵拉易发生外弓及后弓。负载力及折弯力均使钢板角部的角度变小，使侧部更贴紧骨皮质，不会将螺丝拔出，因而固定牢固，不需外固定，满足了临床膝活动的需要。

(3)缺点：①操作技术要求高，要求钢板钉部与膝关节面平行，同时长臂也要在股骨干轴线上。否则，内固定失败。②角部为应力集中点，易出现断裂。③安装不当或金属疲劳易出现膝内翻畸形。④不宜过早负重。

2.股骨下端内及外侧双钢板固定

(1)适应证：本法适用于股骨髁上骨折其远折段较长者，即远折段至少要有固定 2 枚螺丝的长度才能应用。如远折段过短采用上述的撑开器固定法。

(2)麻醉与体位：麻醉方法同上，患者侧卧 45°位于手术台上，伤肢下方搁置腿架，取股骨下端外侧切口时较为方便。若做股骨下端内侧切口，则需将大腿外旋，并调整手术台的倾斜度，使患者暴露清楚。如合并腘动脉损伤需做探查术，可将患者侧卧 45°的位置改变为 90°的侧卧位，如此腘窝便可充分暴露。

(3)手术方法:在股骨下端后外侧做一切口,同上方法做一纵向切口,长约14 cm,待进入骨折端后,再做内侧切口,是从股骨内收肌结节处向上沿股内侧肌的后缘延长,约12 cm即可。

从外侧切口开始,切开阔筋膜,经股外侧肌与股二头肌之间进入骨折端,注意避开股骨后侧的腘血管,并妥加保护,防止误伤。内侧切口在股内侧肌后缘分离进入骨折端,骨膜勿过多的剥离。整复骨折后取12 cm以上的6～8孔普通接骨钢板两块,弯成弧形,或取2块髁部解剖钢板,使之与股骨下端的弧度相适应,将钢板置于股骨下端的内、外侧。两侧钢板的最下一孔,即相当于股骨髁部,由外向内横钻一孔,取70～75 mm的骨栓先行安装固定,然后检查双侧钢板弧度是否与股骨密贴,并加以调整。双侧钢板的最上孔不在同一平面上,因为外侧钢板较直,内侧钢板较弯,所以由外向内钻孔时略斜,即内侧稍低,最好以40～45 mm的短骨栓固定牢固。其余钉孔,在内、外侧交替以螺丝钉固定。在钢板下端第2孔,因该处股骨较宽,故左右各以1枚螺丝钉固定,从而制止远折段的旋转移位。缝合两侧伤口不置引流。外加长腿前、后石膏托固定。手术后抬高患肢,将下肢以枕垫之或以布朗架垫之,以利于静脉回流。另一种情况术后不上石膏托,为对抗股部肌肉的拉力,可行小腿皮肤牵引,2～3周后拆除,再以石膏管形固定。术后进行功能锻炼。

(4)优点:手术时钢板的上、下端采用骨栓固定较为牢固,不易松动滑脱,钻孔时方向一定要准确,2个骨栓上、下稍斜,但基本上是平行的。由于钢板在股骨下端的内、外两侧,不影响髌骨的滑动,固定合理,有利于骨折的愈合,最大限度减少伸膝装置的破坏,使关节功能恢复较好。

(5)缺点:①两侧切口创伤较大,钢板取出时亦较费事。②术后需外固定,可致膝关节功能障碍,需较长时间恢复。

六、康复指导

双钢板固定术后,术后10～14天拆线后患者先进行肌肉等长收缩练习,每小时活动5分钟,夜间停止。术后8～10周拆石膏,开始不负重练习膝关节活动,包括每日理疗、热水烫洗或热水浴,以主动活动关节。待拍片及检查确认骨折已临床愈合时,再开始负重练习。骨折处尚未愈合前,过度的关节活动是不合适的,因关节活动障碍的患者做膝关节活动时,会增加股骨下端骨折段的杠杆力,从而影响骨折愈合。当然在固定比较牢固的患者,功能练习并无妨碍。

槽形角钢板术后不外固定,2周后可逐渐练习膝关节活动。4周扶双拐不负重下地活动。术后 8 周扶拐部分负重行走。12～14 周在无保护下负重。

七、预后

常遗留不同程度的膝关节功能障碍问题。骨折一般能按期愈合，但骨牵引治疗时骨折端若有软组织嵌入或严重粉碎性骨折骨缺损并软组织损伤时，骨折可出现不愈合。骨折合并腘血管损伤时，应检查修复，特别注意血管的损伤，血栓形成时，可出现肢体远端小动脉的栓塞而坏死、截肢。

第二节　股骨髁间骨折

股骨髁间骨折是股骨远端骨折中损伤最严重、治疗最困难的关节内骨折，常常是一种复合性损伤，对膝关节、髌股关节和伸膝装置有直接损害。往往因膝关节功能障碍或遗留各种并发症（如成角、缩短、感染、骨折不愈合、退行性骨关节炎等）而致病残。因此，Watson-Jones 声称，很少有比股骨下端骨折治疗更困难的损伤。Stewart 等亦言，股骨远端骨折将继续是外科医师的难题。由于治疗效果不满意，所以对骨折的处理有不少争论。

股骨髁部骨折对膝关节的影响有二：一为骨折错位关节面不平滑，可导致创伤性关节炎；二为内外髁不均衡致膝内翻或外翻，使下肢轴线失去正常。因此对其处理原则是解剖复位，牢固内固定，早期活动，防止关节粘连僵硬。

一、病因与发病机制

股骨髁部骨折多发生于男性和中老年人。骨折位于股骨下端干骺端松质骨区，常常由于直接暴力的撞击或间接暴力的坠伤所致。外力沿股骨干向下冲击，致使股骨髁部发生劈裂，加上扭转或直接打击而发生骨折多向移位。纵向重叠短缩、侧向分离倾斜、前后成角嵌插、冠状面劈裂移位等，造成了股骨髁面或髌面不平整和膝内外翻畸形。

（1）由于股骨下端周围肌肉力量不平衡，加上暴力的方向不同，容易发生骨折多向移位，尤其是腓肠肌的牵拉，骨折远端常向后移位。

（2）股骨髁间骨折为关节内骨折，对胫股关节、髌股关节、髌上囊、伸膝装置有直接损害。

（3）股骨下端为内外侧副韧带和交叉韧带的附着处，损伤严重时可合并这些韧带的损伤，后方腘窝内的重要血管神经有可能受到骨折刺伤或挤压。

根据骨折 X 线形态分为单髁骨折、髁间 T 形骨折和严重粉碎性骨折。

Seinsheimer's 分类法分为 4 型。

Ⅰ型：骨折无移位或骨折块移位不超过 2 mm。

Ⅱ型：单纯股骨远端干骺端骨折，未波及髁间窝或股骨髁。①双段骨折；②粉碎性骨折。

Ⅲ型：波及髁间凹的单髁或双髁移位骨折。①内髁移位骨折；②外髁移位骨折；③双髁自股骨干骺端分离。

Ⅳ型：骨折线通过股骨髁的关节面。①骨折线通过内髁(双段或粉碎性)；②骨折线通过外髁(双段或粉碎性)；③较复杂的粉碎性骨折。

二、临床表现

股骨髁部骨折是髁关节面以上 9 cm 内的干骺端骨折，包括髁间、髁上、单髁骨折和骨骺分离。临床表现常常有明显外伤史，膝关节和膝上肿胀，淤血青紫，功能障碍。有时合并膝关节韧带、半月板损伤。若有腘窝血肿和足背动脉搏动消失，末梢血运障碍时，要考虑腘窝部血管损伤。

三、诊断

(一)外伤史

患者都有明确的外伤史，如高处坠落、煤矿坠井事故、煤矿井下冒顶事故、汽车碾压等。伤者以青壮年居多，男性多于女性。

(二)肿胀及关节积血

股骨下段骨折常为巨大的直接暴力所引起，股部肌肉严重挫伤，甚至挫碎，所以大腿下部肿胀明显，有时为健侧的 1 倍，皮下脂层与筋膜分离，皮下积血并含有脂肪颗粒，皮肤外表似乎完整，但极易坏死，有时软组织触之甚硬。由于髁部骨折致关节积血、腘窝部青紫，有时张力甚大。

(三)疼痛

此型骨折可因关节积血而胀痛，由于肌肉痉挛收缩，可使骨折段突然活动而发生剧烈疼痛。另外由于腘血管部巨大血肿压迫腘血管，产生伤肢远端缺血性疼痛。

(四)畸形

伤肢大多呈外旋位，外踝接触创面，股骨下端短缩、成角，根据暴力大小可发生不同移位。

(五)休克

部分患者因失血量过多可发生休克，加之疼痛、转运等均可加重休克，一般股骨骨折局部血肿，出血量 1 000 mL 以上，如为多发伤失血量更大。但最重要的是休克的早期症状常被忽视，伤者精神紧张、轻度兴奋、面色苍白、口干、烦躁、脉快、血压轻度增高等。如不及时处理，将会导致休克或严重休克的发生。

(六)多发伤及合并伤

注意检查身体他处的损伤，尤以致命的内脏破裂及颅脑损伤等，需按轻重缓急分别处理。同时注意合并腘动脉及腓总神经损伤症状。借助 X 线片提供诊断、治疗依据。

四、治疗

股骨髁间骨折是关节内骨折，骨折常为多向移位不稳定。故在治疗时，应该做到良好的对位以及可靠的固定和早期膝关节功能锻炼。股骨髁间骨折复位良好的标志：一是髁间关节面平整，上下错位和髁间分离<2 mm；二是力线正，避免成角而致膝内外翻畸形。

(一)超膝关节夹板固定

本法适用于无移位或轻度移位的骨折。无菌操作下抽出关节内积血，加压包扎。2 周左右开始膝关节活动。

1.优点

本法不增加创伤，治疗费用低，可在门诊运用。

2.缺点

本法适应证少，长时间固定可致膝关节僵硬，固定不当可出现压迫性溃疡或骨折移位。

(二)冰钳牵引

本法适用于股骨髁间严重的多向移位骨折。先在无菌操作下，抽出关节腔内积血，然后在内外髁中点行冰钳牵引。将小腿置于牵引架上，膝关节屈曲 45°位，使腓肠肌处于松弛状态，进行手法复位。在牵引下，术者用双手掌扣挤推拉股骨内外髁，使两髁骨折块复位，同时端提挤按骨折远近端，矫正前后移位和成角，最后施行超膝夹板固定。

1.优点

本法适应证广泛，无手术痛苦，可在运动锻炼过程中磨造一个新的膝关节平面。

2.缺点

本法需长期卧床及艰苦的功能锻炼，骨折不能达解剖对位，需向患者及亲属解说清楚并让他们接受。

(三)切开复位内固定

1.单髁骨折

内髁或外髁单髁移位骨折，选用膝前内侧或外侧切口，前内侧切口经过髌内侧膝关节囊向下超过关节线。向上经股内侧肌外缘，以显露髁骨折线及髁间凹。外侧切口经髂胫束，远侧超过关节线。除显露髁前面骨折线与髁间凹外，在侧方应显露出髁的后面，清除关节内积血、碎骨片后，在骨折的髁上，拧入一斯氏针，作为杠杆以把持骨折块使其复位，观察髁前面及髁间凹，可以获得解剖复位。以2根克氏针插入将骨折髁与未骨折的髁暂时固定。选择适当长度的2枚松质骨螺丝钉，自髁的侧面关节外部分向另一保拧紧固定，缝合关节。对单髁后部骨折，切口远端应向后转，显露骨折块后，直视下复位，自后向前或相反以松质骨螺丝钉固定。放置负压引流2～3天，术后以石膏托固定膝关节于伸直位2周，拆线后，进行膝关节伸屈活动练习，直至骨折愈合前，患肢不能负重。

2.髁间Y形或T形骨折

内固定的选择有3种：①以螺栓固定髁间，另以钢板固定髁上骨折。②将螺栓穿过钢板的下端螺孔固定髁间，钢板固定髁上。③用90°左右角状钢板。其髁部固定髁间，侧部钉固定髁上，还可加用螺栓固定髁间骨折。

(1)切口：拟用角状钢板固定者多选外侧切口，以便近侧钢板放置在股骨干外侧，切口远端过关节线后向胫骨粗隆远端。将髌骨向内显露髁间及髁上骨折线，先将髁间骨折复位，以克氏针暂时固定，拧入1枚骨螺栓固定，然后行髁上骨折复位，在Y形骨折，很不稳定的粉碎性骨折亦然，先将角状钢板的螺钉打入髁部，加强髁间固定，再将其侧部(骨干部)与股骨干外侧固定，整复骨折拧入螺钉。

(2)术后处理：长腿石膏托固定屈膝20°～30°位2～4周，骨折线较稳定并复位固定良好者，2周可除去石膏；粉碎性骨折不稳定者，4周除去石膏。在床上练习膝关节伸屈活动，骨折完全愈合前，不能负重。

(3)优点：角状钢板固定股髁上骨折或髁间骨折，与直加压钢板固定的生物力学完全不同。直钢板固定者，骨折移位的应力首先加于螺丝钉上，骨折两端的任何折弯力扭曲力，都使钢板上的螺丝钉向外脱出，钢板折弯，内固定失败，此已被临床病例证实。角状钢板则不然，骨折远端的负重力扭曲折弯力，首先加于角状钢板的髁钉，再通过角部，传达到侧部。钢板将应力分散传递至多枚螺丝钉上，由于应力分散，故钢板及每一螺丝钉所承受的应力较小。股骨髁上骨折的变形，受肌肉牵拉易发生外弓及后弓，负载力及折弯力均使钢板角部的角度变小，使侧部更贴紧骨皮质，不会将螺丝拔出，因而固定牢固，不需外固定。

(4)缺点：操作技术要求高，要求钢板钉部与膝关节面平行，同时长臂也要在股骨干轴线上，否则，内固定失败；角部为应力集中点，易出现断裂或金属疲劳；安装不容易，易出现膝内翻畸形；不宜过早负重。

3.股骨下段内、外侧双钢板双骨栓固定

(1)适应证：本法适用于股骨干下 1/3 粉碎性骨折合并髁间粉碎性骨折者；股骨髁上骨折其远折段较长者亦适用本法；上列骨折为开放性或合并腘血管及腓总神经损伤者。

(2)麻醉与体位：常用硬膜外神经阻滞麻醉，患者侧卧 45°于手术台上，伤肢下方置搁腿架，做大腿外侧下端切口时此卧位较为方便。若做大腿下端内侧切口时，需将大腿外旋，并调整手术台的倾斜度，显露亦可。如合并腘动脉损伤需做探查术，可将侧卧 45°改变为侧卧 90°的位置，在骨折固定后，便可进行腘窝探查术。

(3)手术方法：具体方法已于股骨髁上骨折双钢板固定法中叙述，唯一不同之处即选择钢板时，以 8 孔普通接骨钢板中最长者为佳(14～16 cm)，原因为适应股骨下 1/3 粉碎性骨折范围较广的需要，固定时双侧钢板尽量接近髁部，使最下一孔固定栓时，能同时对髁间骨折起压缩作用。在最上一孔栓固定后，其余各孔均需用螺丝钉固定，在同一平面的相对 2 孔，固定螺丝钉，互相偏斜，便可固定。这对股骨下 1/3 粉碎性骨折的固定是较为重要的。如有骨缺损，需取同侧髂骨植骨。

(4)优点：手术时钢板的上、下端采用栓固定较为牢固，不易松动滑脱，钻孔时方向一定要准确，2 个栓上、下稍斜，但基本上是平行的。由于钢板在股骨下端的内、外两侧，不影响髌骨的滑动，固定合理，有利于骨折的愈合，最大限度减少伸膝装置的破坏，使关节功能恢复较好。

(5)缺点：两侧切口创伤较大，钢板取出时亦较费事。螺栓固定两髁时，需注意松紧适宜，过紧时骨折部骨质压缩关节不平，过松时，关节面对位不良，易塌陷。

五、康复指导

冰钳牵引超膝关节夹板固定期间进行股四头肌锻炼和膝关节伸屈活动。

6 周后解除牵引，继续超膝夹板固定，开始不负重下地活动。至骨折临床愈合后，始可负重和拆除夹板。

很多病例骨折复位不佳，必然导致功能障碍。但有些病例手术固定后，对位对线尚称理想，仍然关节强直。其原因较为复杂，如固定时间过长，一般需 8～12 周的外固定，如愈合较迟或内固定欠佳，固定时间又需增加，必然影响关节功能。外伤或手术对伸膝装置的损伤切口太近大腿前侧，造成股四头肌粘连。感染亦可造成同样后果，表现为关节、肌肉及软组织粘连、挛缩及运动障碍。髁间骨折有时出现髁状突骨折，关节软骨损伤，骨折线就在关节面上，修复的过程必然要产生关节粘连。很多患者忽视早期功能锻炼等，都是影响膝关节功能的重要因素。

因此，在固定期内，重视早期功能练习，拆线后开始做股四头肌等长收缩运动，每小时运动 5 分钟，不固定关节主动活动，促进血液循环，拆除外固定后，行主动不负重练习膝关节屈伸活动，待 X 线片证实骨性愈合后，方能负重练习。6～12 个月后可能达到生活自理的关节活动范围，在 0～80°。一旦处理不当，骨折畸形愈合，关节而不平、增生等，终致膝关节强直而残废。

六、预后

骨折处因血运丰富，容易愈合，但因近关节及关节内骨折或治疗等破坏了伸膝装置、关节面不平等因素，可出现创伤性关节炎，膝关节僵硬、强直、骨化性肌炎、畸形愈合等。

第三节　胫腓骨干骨折

胫腓骨干骨折约占全身骨折的 6.6%，发病高峰年龄为 10～20 岁，开放性骨折约占 1/4。其中以胫腓骨干双骨折最为多见，胫骨干单骨折次之，腓骨干单骨折最少见。胫骨的营养动脉，由胫骨干上 1/3 的后外侧穿入，在致密骨内下行一段距离后进入髓腔。胫骨干中段以下发生骨折，营养动脉易发生损伤。往往造成下骨折段血液供应不良，发生迟缓愈合或不愈合。胫骨上端有股四头肌及内侧腘绳肌附着，此二肌有使近侧骨折段向前向内移位的倾向。小腿的肌肉主要在胫骨的后面及外面，伤后肿胀消退后，易引起骨折移位。腘动脉在进入比目鱼肌的腱弓后，分为胫前与胫后动脉，此二动脉贴近胫骨下行，胫骨上端骨折移位时易损伤此血管，引起缺血性挛缩。胫骨内侧面，仅有皮肤覆盖，故骨折断端易刺破皮肤形成穿破性骨折。由于小腿解剖及生理特点，如处理不当，则可能出现伤口感染、筋膜间室综合征、骨折延迟愈合或不愈合等并发症，而遗留严重的后遗症问题。

一、病因、病理与分类

(一)病因

直接暴力或间接暴力均可造成胫腓骨干骨折。

(1)直接暴力：常常由于交通事故或工农业外伤等导致。暴力多由外侧或前外侧而来，骨折多是横断、短斜面、蝶形、多段、粉碎性骨折。胫腓骨两骨折线都在同一水平，软组织损伤较严重。因整个胫骨的前内侧面位于小腿的皮下，易造成开放性骨折。

(2)间接暴力：常是生活或运动中因扭伤、摔伤所致。骨折多为斜形或螺旋形。双骨折时，腓骨的骨折线较胫骨为高，软组织损伤轻，开放性骨折则多为移位的骨折尖端自里而外穿出，故污染较轻。

(二)病理

骨折移位趋势既和外力有关，也和肌肉收缩有关。由于直接外力致伤时，外力方向多来自外侧，而扭转的间接暴力也多为身体内旋，小腿相对外旋，而小腿肌肉又在胫骨的外后侧，因此，胫腓骨双骨折的移位趋势多为向前内成角，或远骨折段外旋。而胫骨干单独骨折则往往出现向外成角移位。

(三)分类

通常最能指导临床治疗的分类是分为稳定性与不稳定性 2 种。一般来说，横断、短斜形骨折属于稳定性；粉碎性骨折、长斜形、螺旋形骨折属于不稳定性。这种分类必须根据每个病例的不同特点，不能一概而论。ElliS、Eeissman、Nicoll 等学者按照创伤的严重程度，将胫腓骨骨折分为 3 度。

(1)Ⅰ度：骨折无粉碎骨片或仅有极小的粉碎骨片。骨折移位程度小于骨干横截面的 1/5。软组织损伤轻，无开放性创口或仅有微小的开放伤口。

(2)Ⅱ度：骨折的粉碎性骨片较小。骨折移位程度在骨干横截面的 1/5～2/5。软组织有中等程度损伤。开放性伤口小，污染轻。

(3)Ⅲ度：骨折呈严重粉碎，完全移位。软组织损伤严重，开放性伤口较大，甚至有皮肤缺损，污染严重。

损伤的严重程度直接关系到预后，据统计轻度损伤者，正常愈合的病例占90％以上，而重度损伤正常愈合率低于70％。

二、临床表现与诊断

闭合性骨折伤后患肢疼痛、肿胀、畸形，小腿的负重功能丧失，可有骨擦音和异常活动。损伤严重者，在小腿前、外、后侧筋膜间隔区单独或同时出现感觉异常、疼痛、肿胀、压痛、肌肉牵拉性疼痛、张力性水疱、皮温和颜色的变化、肌力和血运变化等，即属小腿筋膜间隔综合征的表现。X线片可明确骨折类型、部位及移位程度。

三、治疗

治疗的目的是恢复小腿的长度和负重功能。因此，应重点处理胫骨骨折。对骨折端的成角畸形与旋转移位，应予完全纠正，避免影响膝踝关节的负重功能和发生关节劳损。除儿童病例不强调恢复患肢与对侧等长外，成人应注意恢复患肢与对侧的长度及生理弧度。胫腓骨干骨折一般分为开放性骨折和闭合性骨折以及稳定性骨折和不稳定性骨折。凡有严重早期合并症，如休克、筋膜间室综合征、神经血管损伤者，应主要处理合并症。骨折仅做临时性固定，待合并症好转时，再重点处理骨折。无移位的稳定性骨折，可用夹板或石膏固定；有移位的稳定性骨折复位，后用夹板或石膏固定。

不稳定性骨折，可用手法复位，夹板固定配合跟骨牵引。

（一）闭合性胫腓骨骨折的治疗

胫腓骨闭合性骨折可分为稳定性与不稳定性。有些骨折伴有邻近组织、血管神经的损伤。治疗时要根据骨折的类型特点，是否伴有其他并发症及其程度等具体情况，择优选用不同的方法。其基本目的是恢复小腿长度、对线和持重功能。治疗方法有闭合复位外固定、牵引、切开复位内固定3种。

1.闭合复位外固定

（1）手法整复：骨折后治疗越早，越易复位，效果也越好。应尽可能在伤后2～3小时内肿胀尚未明显时进行复位，这样容易成功。必要时可配合镇痛、麻醉、肌肉松弛剂，以利于达到完全整复的目的。当骨折后肢体明显肿胀时，不宜强行复位。可给予暂时性制动，促进血液循环，减少组织渗出，促进肿胀消退，待肿胀消退后再行整复固定。复位手法包括牵引、端提、分骨挤按、摇摆等，然后以拇指及示指沿胫骨前嵴及内侧面来回触摸骨折部。检查复位是否平整，对线是否良好。复位满意后放置纸压垫以防止胫骨向内成角的趋势。

(2)小夹板固定:适用于胫腓骨中下段的稳定性骨折或易复位骨折,如横断、短斜和长斜骨折尤其以胫骨中段的横断或短斜骨折更为适宜。中 1/3 段骨折、夹板上方应达腘窝下 2 cm,下达内外踝上缘,以不影响膝关节屈曲活动为宜。下 1/3 段骨折,夹板上达腘窝下 2 cm,下抵跟骨结节上缘,两侧做超踝夹板固定。使用夹板时必须要注意加垫位置、方向,必须注意夹板松紧度,密切观察足部血运、疼痛与肿胀情况,必要时松解夹板,避免发生局部压疮及肢体坏死等严重并发症。本法以夹板固定为特点,以手法复位和功能锻炼为主,体现了“动静结合、筋骨并重、内外兼治、医患结合”的骨折治疗原则。通过夹板、压垫压力和布带约束力,肌肉活动产生的内在动力,间断性增强压垫的效应力,固定力得到增强,反复推挤移位的骨折端,残余畸形得以纠正,保护整复后骨折不再移位。沿小腿纵轴进行肌肉舒缩,可使断端之间产生生理性应力刺激,促进骨折愈合。

(3)石膏外固定:在治疗胫腓骨骨折的应用上比较广泛。适用于比较稳定的骨折或经过一段时间牵引治疗后的骨折以及辅助患者进行功能锻炼(功能石膏)等情况。最常用的是长腿管型石膏固定。一般是在有垫的情况下进行的,打石膏要注意三点应力关系。固定期间要保持石膏完整,若有松动及时更换。因为肢体肿胀消退后易因空隙增大而致骨折再移位。在牵引治疗的基础上,肿胀消退后也可改用无衬垫石膏固定,保持与肢体之间的塑形。长腿石膏一般需固定 6～8 周后拆除。这种石膏固定,易引起膝、踝关节僵硬,下肢肌肉萎缩,较长时间固定还有能引起骨质吸收、萎缩的缺点。有学者提出小腿功能石膏,也称为髌韧带负重装置(PTB)。即在胫腓骨骨折复位后,打一个起自髌上韧带,下至足趾的膝下石膏,在胫骨髁部、髌骨及髌腱部很好地塑形。可早期负重行走,因小腿软组织与石膏间相互拮抗力量得以均衡地维持,膝关节自由活动不会引起骨端移位。这种石膏可避免长腿石膏因超膝关节固定引起的缺点。早期负重,也利于促进骨折愈合。有学者主张在胫腓骨骨折临床愈合后,改用这种石膏协助功能锻炼,有学者认为骨折临床愈合后,若要进行外固定,又要解放膝、踝关节,采用小腿内外侧石膏夹板更为实用且操作简便。从这种意义上说,小腿内外侧石膏夹板也属于一种功能石膏。石膏固定期间发现骨折在石膏中成角移位,宜先采用楔形矫正法予以矫正,不必更换石膏。发生在胫腓骨中下 1/3 交界处以下的稳定性骨折,也可采用小腿“U”形石膏固定,操作方便,利于活动及功能锻炼。骨骼穿针牵引配合石膏外固定,近年来逐渐被改良的各类骨骼穿针外固定支架或加压器所替代。

(4)骨骼穿针外固定器与功能位支架:最早由 Malgaigen 应用,逐步发展至今,适用于各种类型的胫腓骨骨折,尤其是有伤口、创面及软组织损伤严重、感染的病例。Hoffman 外固定支架、Rockwood 功能支架、伊力扎诺夫外固定支架等外固定器功能支架操作简便,调节灵活,固定可靠。伤肢能早期负重,功能锻炼,促进骨折愈合。这种治疗方法正逐渐被更多的人所接受并采用。其缺点是自动纠正侧方移位的能力差,骨骼穿针的同时,肌肉组织也被钢针相对固定而限制舒缩,引起不同程度的肌萎缩。此外,还有继发针孔感染的可能。

2.牵引

持续性牵引是骨折整复、固定的重要手段,有些不稳定的闭合性骨折,如斜形、螺旋形、粉碎性骨折,闭合性复位不能达到要求时,或肢体肿胀严重,不适合整复时,可行一段时间牵引治疗,以达到骨折复位、对线的目的。治疗小腿骨折的牵引通常是骨牵引。牵引针可打于胫骨下端或跟骨之上,以跟骨牵引更为常用。跟骨牵引进针点是在内踝尖部与足跟下缘连线的中点,由内向外。内侧针孔应比外侧针孔略高 0.5~1 cm,使牵引的小腿远端轻度内翻,以恢复其生理弧度,使骨折更接近于解剖复位。牵引初时的整复重量为 4~6 kg,待肢体肿胀消退,肌肉张力减弱后,减到维持重量 2~3 kg。在牵引下早期锻炼股四头肌,主动活动踝关节与足趾。3~4 周后撤除牵引,施行夹板外固定,直至骨痂形成,骨折愈合。

3.切开复位内固定

非手术疗法对多数闭合性胫腓骨骨折都能达到满意的治疗效果。但切开复位内固定对保守疗法难以成功的胫腓骨骨折更不失为一种好方法。必须明确:手术内固定虽可防止成角和短缩,但并不会加快骨折愈合速度,手术本身存在感染、皮肤坏死等危险,应慎重施行,并严格掌握适应证,确保在严格的无菌操作下手术。闭合性胫腓骨骨折有以下情况时适合手术治疗:①骨折合并血管、神经损伤需探查血管神经者,可同时行内固定;②无法复位的胫腓骨骨折,如有软组织嵌入者;③胫骨多段骨折者;④肢体多发骨折为避免相互牵制和影响者;⑤胫腓骨骨折合并膝关节、踝关节损伤者。

(1)髓内针内固定:适用于胫骨多段骨折,现有梅花形髓内针。髓内针的长短、粗细要与胫骨长度和髓腔相适宜。方法:在胫骨结节内侧做一小的纵向切口,用粗钻头(9 mm 或 9.5 mm)向胫骨下后方钻孔,然后改变钻入方向使之与髓腔保持一致。将髓内针向下插入骨洞,沿髓腔缓缓打入。复位骨折端,使髓内针通过骨折线,针尖达到胫骨远端干骺端。术后可给予石膏托固定,2~4 周后可扶拐杖逐渐负重。髓内针应在骨坚强愈合后拔除。有一种称为 Ender 钉的多根弧形髓内钉。自 1969 年 Ender 应用于临床。多用于股骨上端骨折,也可用于胫骨骨折。骨折复位后,在 X 线监视下,将 3～4 枚不锈钢钉自胫骨结节向下插入,沿髓腔通过骨折线到胫骨下端,钉端呈扇形或餐叉样摊开。其优点是操作简便,失血少,很少感染。缺点是有时骨折复位不理想,钉子远端未散开,固定不稳,控制旋转能力差。近年正流行一种既能控制骨折后短缩、旋转,又可进行闭合穿钉的交锁髓内钉。它除了可用于股骨骨折外,还可用于胫骨骨折。交锁髓内钉使手术趋向微创。新近由于一种新型的"远端锁钉机械瞄准系统"的出现,大大减少了术中使用 X 线机的次数。交锁髓内钉分为实心和空心两型:实心型直径较细,又称为不扩髓钉;空心型髓内钉较粗,髓腔要求扩大。

(2)螺丝钉内固定:单纯螺丝钉内固定适用于胫腓骨的螺旋形或长斜形骨折,尤其是接近干骨端处的骨折。用 1～2 枚螺丝钉直接固定于复位后的骨折部。螺丝钉钻入的方向要与骨干的纵轴垂直,不可垂直于骨折线,否则会因骨折端的剪力而使骨折再移位。单纯螺丝钉内固定后,应辅以石膏固定 4～6 周。

(3)钢板螺丝钉内固定:切开复位内固定中较常用的方法。适用于胫骨的斜形、横行、螺旋形等骨折,闭合复位不满意者,骨延迟愈合或骨不连者,骨折伴有血管、神经损伤需手术探查处理的病例。钢板有普通型和加压固定型。近年来有用钛合金材料制成的,材质牢固,体轻,生物反应小。螺丝钉选用皮质骨螺丝钉。使用何种钢板应依据骨折的类型、程度等具体情况来选择。手术须在严格无菌条件下进行:以小腿前外侧骨折部为中心,稍向外侧凸做弧形切口,进入后应尽少剥离骨膜,尽可能减少周围组织损伤。清除断端组织,注意打通髓腔。复位时依胫骨骨嵴作为标志使其成为一条直线。如需植骨,可取自体松质(如髂骨)骨端周围植骨。置入钢板,以螺丝钉固定。选用加压钢板时应注意加压孔的位置和方向。从力学角度看,钢板应置于骨干的张力侧。胫骨前面位于皮下,后面肌组织、血管神经多,难以显露且损伤机会多。所以,钢板大多置于前外侧。应用普通钢板,手术应给予下肢石膏托固定 4～6 周。加压钢板固定术后一般无须石膏外固定。骨折稳固愈合后负重行走。

4.功能锻炼

固定当天可做股四头肌收缩锻炼和踝关节屈伸活动。跟骨牵引者,还可以用健腿和两手支持体重抬起臀部。稳定性骨折第 2 周开始练习抬腿及膝关节活动,第 3 周开始扶双拐不负重锻炼。不稳定性骨折则在解除牵引后仍需在床上锻炼 1 周后才可扶拐不负重锻炼,直至临床愈合,再解除外固定。

(二)开放性胫腓骨骨折的治疗

胫腓骨的开放性骨折是长骨干中发生开放性骨折最常见的部位。这是由其特殊的解剖、生理特点所决定的。整个胫骨的前内侧面位于皮下，外伤形成开放性骨折后，易发生污染、皮肤缺损、软组织损伤等，给治疗带来很大困难。若处理不当，很容易造成皮肤坏死、骨外露、感染、骨缺损、骨折迟缓愈合或不愈合甚至截肢的严重后果。因而，对开放性胫腓骨骨折的治疗必须加以重视。诊断开放性胫腓骨骨折多无困难。有胫腓骨骨折合并局部皮肤与软组织破损，骨折端与外界相通，即可诊断。有些情况下，通过皮肤创口可直视胫骨的骨折端。病史、体检已能确诊的开放性胫腓骨骨折，也必须摄X线片，以了解骨破坏的程度。

1.开放性胫腓骨骨折软组织损伤程度与损伤性质的关系

皮肤、软组织损伤程度是开放性胫腓骨骨折治疗的关键问题之一。损伤程度直接决定皮肤、软组织的损伤类型，因此，必须详细了解致伤外力的性质。

(1)间接外力：多产生斜形、螺旋形骨折，皮肤软组织的伤口为骨折端刺破，形成自内向外的开放性骨折。故具有伤口小、软组织损伤挫灭轻、无污染或仅有轻度污染、软组织与骨折易于愈合等特点。

(2)直接外力：常造成粉碎性骨折，皮肤软组织损伤严重，多见于以下几种情况。①硬器伤：由金属物品的撞击致伤，一般创口较小，出血少，有时有多处伤口，骨折多为行、斜形或螺旋形，伤口污染相对较轻；②碾轧、捻挫伤：由车轮，机械齿轮挤压所致，损伤多为多段粉碎性骨折，形成开放创口，皮肤、软组织严重挫灭，甚至缺损。骨组织与皮肤及软组织分离；③火器伤：枪伤往往造成贯通伤，皮肤伤口入口小，出口大，伤口周围有不同程度烧伤。骨折多为粉碎性，常伴有骨缺损，有时可伴有血管、神经损伤。爆炸伤常造成严重的粉碎性骨折，骨块遗失、缺损，皮肤、软组织大面积损伤且程度严重，血管、神经损伤或裸露，创口污染严重，可能有各种异物在骨与软组织内存留。

2.开放性胫腓骨骨折的分类

(1)根据软组织损伤的轻重可分为3度。①Ⅰ度：皮肤被自内向外的骨折端刺破，伤口＜2 cm。②Ⅱ度：皮肤被刺破或压碎，软组织有中等程度损伤，伤口＞2 cm。③Ⅲ度：广泛的皮肤、软组织严重损伤及缺损，常伴有血管、神经损伤。

(2)开放性胫腓骨骨折的预后不仅与皮肤软组织损伤程度有关，亦与骨折程度有密切关系，骨折损伤程度不同其愈合能力差别很大。根据骨折损伤的程度可分为3度。①Ⅰ度：胫腓骨双骨折为行、斜形、螺旋形并有轻度移位。②Ⅱ度：胫腓骨双骨折，其中胫骨为粉碎性并有明显移位或多段粉碎性骨折。③Ⅲ度：胫腓骨双骨折,胫骨严重粉碎性骨折形成骨质缺损。

3.开放性胫腓骨骨折的治疗

(1)全身治疗:发生开放性胫腓骨骨折常伴有创伤后的全身反应或其他部位的合并损伤,因而,全身治疗是必不可少的主要治疗环节,其中包括止血、止痛、抗休克。开放性胫腓骨骨折伤口有活动性出血,应及时止血。但对较大的出血伴有肢体远端血运障碍者,其出血点不易轻易结扎,可使用局部压迫止血,同时积极准备手术探查修复损伤血管。如患者处于休克状态应及时输血、输液、抗休克治疗,适当应用止痛剂减少疼痛刺激,以利于休克的治疗。

应用抗生素预防感染:开放性胫腓骨骨折伤口往往被污染,细菌在伤口内一般经过 6～8 小时后形成感染。患者入院后即应行伤口污染物或分泌物的细菌培养或涂片检查,根据结果选用敏感抗生素。在未获得培养结果之前,应选用抗球菌和抗革兰阴性杆菌的联合抗生素。

特异性感染的防治:开放性骨折如遇伤口较深者,则有利于厌氧菌的生长繁殖,故应常规使用破伤风抗毒素血清 1 500 U 试敏后肌内注射,如试敏阳性则应脱敏注射。若发现感染伤口有气体溢出,肢体肿胀严重,触之有捻发音,组织坏死等情况,应考虑到气性坏疽的可能,可使用气性坏疽抗毒素血清,同时予以必要的隔离处理。

(2)局部治疗:彻底清创,适当固定骨折,闭合伤口,使开放性骨折转为闭合性骨折,是开放性骨折总的治疗原则。

彻底清创:良好的清创本身就是防止感染的重要手段。骨折发生后,在患者全身状况允许的条件下,应尽早施行清创术,以改善伤口组织条件,减少细菌数量。清创的首要原则是必须正确判断软组织的存活能力。对有些软组织失活较大的患者,不可为图能一期闭合伤口而简单清创,这样反而会带来更大的不良后果。

骨折的固定:治疗开放性胫腓骨骨折,同样有内固定和外固定 2 种固定方法。对于是否使用内固定目前仍有争论,有学者主张使用内固定,而固定趋向单纯化。针对某些病例的具体情况,在彻底清创的基础上,可视具体情况而定。内固定的基本适应证是多段骨折;合并有血管、神经损伤需手术探查者;其他固定方法难以使骨折复位固定者。内固定常用的方法有单纯螺丝钉内固定、髓内钉内固定、钢板螺丝钉内固定。

治疗开放性胫腓骨骨折,外固定也必不可少,可根据具体情况进行选择。石膏外固定可作为内固定后的补充。单纯石膏外固定仅适用于Ⅰ度骨折且稳定者，伤口处开窗换药。对于有些损伤严重、创面较大，难以固定的开放性骨折，可首先行胫骨下端或跟骨结节牵引，使骨折在较长时间持续施力的条件下得到满意复位，同时利于创口换药，待创口闭合或缩小，骨折部纤维连结后，辅以石膏外固定。

外固定架在治疗胫腓骨开放性骨折上有良好的疗效。在十分严重的开放性骨折，软组织广泛挫伤甚至缺损、粉碎性骨折等情况时，更具有实用价值，往往是临床上唯一的选择，常用的有 Bastini 单边半干面外固定架、双臂外固定架、依里扎诺夫环形外固定架等。外固定架本身具有复位和固定作用，且穿针孔远离伤口，不易引起感染，减少骨折端植入金属异物，利于骨折愈合，同时又便于创面、伤口的处理。

闭合伤口：皮肤及软组织Ⅰ度损伤者，在彻底清创后可直接一期伤口闭合。缝合时必须注意，决不可因追求闭合而清创不彻底或勉强缝合，否则会导致张力过大，将得到适得其反的结果。严重的火器伤、有较多无法取出的异物存留、就诊时间较晚、污染重或有明确感染等情况时，可暂行清创，以无菌敷料包扎，不宜立即进行一期伤口闭合。皮肤与软组织Ⅱ度损伤者，清创后皮肤软组织常有缺损，可采用筋膜蒂皮瓣、血管蒂皮瓣一期伤口闭合，或采用肌肉蒂肌瓣转移，同时植皮一期伤口闭合，或暂时先以肌瓣覆盖裸露的骨折部位，使骨折端不与外界相通，然后二期植皮闭合软组织创面。

裸露的骨折部必须以健康的软组织覆盖，针对不同部位的皮肤软组织缺损，可采用肌肉成形术等方法覆盖创面。小腿上 1/3 皮肤软组织缺损，取腘窝正中切口至小腿中段，将腓肠肌内侧头切开转至小腿上端皮肤及软组织缺损区。小腿中、下 1/3 段皮肤软组织缺损，取小腿内侧中下段胫骨内缘纵向切口，分离比目鱼肌，切断腱膜翻转修复小腿中段内侧软组织缺损。向下分离出屈趾长肌、拇外展肌，覆盖小腿下 1/3 皮肤缺损。

四、合并症、并发症

胫腓骨骨折有许多并发症，其中常见的有软组织损伤、感染、血管神经损伤、骨筋膜室综合征、骨延迟愈合或不愈合、骨髓炎、失用性骨萎缩、创伤性关节炎、关节僵硬强直等。可以通过预防及正确处理来减少这些并发症，促进患者肢体功能恢复。

(一)血管损伤

胫腓骨上 1/3 段骨折时易并发重要血管损伤。腘动脉向下延续为胫后动脉，同时分出胫前动脉穿过骨间膜上缘进入小腿前方。此处骨折块移位，腘动脉较固定不能避开，易在分叉处受损。骨间膜的撕裂、局部肿胀等原因，也能导致胫前动脉的裂伤、受压、痉挛。开放性骨折合并血管扭伤较易确定，闭合性骨折轻度损害缺血不易判明。有些因骨折压迫，血管痉挛引起的缺血症状，可于骨折复位，痉挛解除后消失。对于闭合性损伤，若出现小腿与足部皮肤苍白、皮温降低、脉搏消失、伤肢感觉与运动功能障碍等表现，说明动脉供血中断现象已很明显，应行手术探查血管。

（二）神经损伤

胫腓骨骨折本身不易引起神经损伤。但也有些胫腓骨上端骨折，骨折端移位较大时可能伤及腓总神经。临床上较多的腓总神经损伤是来自于软组织肿胀及外固定物对神经的压迫，因此，在使用外固定时，必须注意腓骨小头的位置，应加以保护。发生神经损伤后，应立刻解除压迫，可暂行观察待神经功能恢复。多数患者可得到满意恢复或完全恢复的效果。少数患者伤后3～4个月仍无感觉、无运动功能恢复的迹象，应行神经探查术。

（三）骨筋膜室综合征

胫腓骨骨折中尤其以闭合性骨折而软组织有明显的挫伤者易出现骨筋膜室综合征。也有患者因外固定过紧而引起。小腿由胫骨、腓骨、骨间膜、肌间隔、深筋膜分隔成4个骨筋膜室，分别为前间隔室、外侧间隔室、后侧深间隔室和后侧浅间隔室。小腿骨折后最易引起小腿前筋膜室综合征。前骨筋膜室位于小腿前外侧，内有胫前肌、拇长伸肌、趾长伸肌、第三腓骨肌、腓总神经和胫前动脉、静脉。当发生胫前骨筋膜室综合征时，小腿前外侧发硬，压痛明显，被动伸屈拇趾时疼痛加剧。早期可出现第1、2趾蹼间感觉减退，继而发生胫前肌、拇长伸肌、趾长伸肌麻痹。足背动脉早期尚可触到，后期消失。

早期发现应解除外固定，抬高患肢。静脉滴注20%甘露醇，以改善微循环，减轻水肿。中药用桃红四物汤加泽泻、猪苓、茯苓、车前子、连翘等以活血利湿消肿，并严密观察病情。如病情继续发展加重，应彻底切开深筋膜给筋膜间室减压。如肿胀的组织膨出切口，肌肉张力仍未解除时，可行肌膜切开减压，如发现肌肉组织已坏死，应一并切除，以减少毒素吸收。切口先不缝合，先用无菌凡士林纱布包扎，待肿胀消退后延期缝合创口。

（四）延迟愈合与不愈合

延迟愈合是胫腓骨骨折常见的并发症，发生率在1%～17%，一般成人胫腓骨骨折经过5～6个月的治疗后，在骨折局部仍有肿胀、压痛、纵轴叩击痛、异常活动、负重行走骨折处仍疼痛。X线片显示骨折端未连接，无明显骨痂形成，但骨折端无硬化现象，骨髓腔仍通者，即属于延迟愈合。

造成骨折延迟愈合的因素很多。常见的因素：胫骨骨折多在下1/3处血供不良；因过度牵引造成骨折断分离0.3 cm以上；多次手法复位，骨折对线对位仍不良者，内外固定不确实，骨折局部有异常活动出现；年老体弱，缺乏功能锻炼造成骨质疏松，功能性失用；周围组织感染；骨折端有软组织嵌插。

骨折延迟愈合，应针对病因进行正确的治疗，消除妨碍骨折愈合的因素，为骨折愈合创造良好条件，配合内外用药，骨折能够愈合的。骨折端有分离者，要去除牵引，在内外固定可靠的情况下，每日用拳叩击患肢足跟，使骨折端嵌插或紧密接触，并鼓励患者扶双拐下地练习患肢负重行走。骨折不愈合是指骨折愈合的功能停止，骨折端已形成假关节。X线片显示骨折断端有明显硬化，骨髓腔封闭，骨质疏松，骨折端分离，虽有骨痂存在，但无骨连接。临床体征有局部压痛，负重痛，异常活动。

造成骨折不愈合的病因主要是内因：骨折过多地粉碎，甚至有骨缺损。骨折严重移位，对位不良，断端有软组织嵌入或血供受阻；开放性骨折合并感染。外因是对骨折处理不当，牵引过度或内固定时造成骨折端分离，手术时骨膜广泛剥离，或伴有神经血管地损伤。内外固定不恰当亦可造成不愈合。骨折愈合功能已停止的不愈合，应及时的采取有效的手术治疗。如有感染伤口，需在伤口愈合后2～4个月才能手术。术中要切除骨折断端之间纤维瘢痕组织及硬化的骨质，凿通髓腔，使骨折端成为新鲜骨折。矫正畸形，正确复位，牢固固定。植骨要松质骨和坚质骨并用。骨缺损多的，可选用同侧腓骨带肌蒂移位胫腓融合。术后采取适合的外固定措施，鼓励患者做踝膝关节功能锻炼，配合补肾接骨的中药内服，以助骨折早日愈合。

(五)骨折畸形愈合

胫骨骨折的畸形容易发现，也便于及时纠正，发生率比较低。但也有因粉碎性骨折，软组织损伤严重者易并发畸形愈合，若早期发现应及时处理。在胫骨骨折复位后成角超过5°者，旋转超过5°短缩超过2 cm者，都应进行矫正。矫正治疗可根据骨折畸形的轻重、部位及愈合的坚固程度，采取手法折骨、手术截骨、重新切开复位内固定加植骨术等方法。

手法折骨治疗方法使用于骨折虽已愈合，但还不坚固时，可用手法将骨折处重新折断，把陈旧性的骨折变为新鲜骨折，然后按新鲜骨折处理。手法折骨时不可用暴力，需稳妥用力，不可造成新的不必要的损伤。若骨折已超过 3 个月，骨折部位已有骨性愈合，不能用手法折断者，可通过手术方法，将骨性愈合凿开，将骨髓腔打通。若骨干周围新生骨痂较少，应植入松质骨，按新鲜骨折的处理原理进行处理。

(六)失用性骨萎缩

绝大多数发生骨萎缩的患者为长期固定、卧床、不能持重者，其病因主要为缺乏应力刺激，骨质吸收、脱钙所致 X 线上表现为骨质大面积疏松，以近折端为重。较轻的骨萎缩患者可通过增加持重功能锻炼得以恢复或改变，严重的骨萎缩患者则需植骨，术后配合积极的持重功能锻炼。

(七)创伤性关节炎

膝、踝关节均可发生，多见于踝关节，且多继发于胫骨远端骨折。主要原因为骨折后复位不准确，固定不牢固，以致膝、踝关节的运动轴面不平行。久之使关节功能紊乱，引起疼痛。预防创伤性关节炎最好的方法是确保骨折得到良好的复位。

第四节　踝关节脱位

一、概述

胫、腓、距三骨构成了踝关节，距骨被内、外、后三踝包围，由韧带牢固固定在踝穴中。内侧的三角韧带起于内踝下端，呈扇形展开，附着于跟骨、距骨、舟骨等处，主要功能是防止足过度外翻。由于三角韧带坚强有力，常可因足过度外翻，牵拉内踝造成内踝撕脱性骨折。外侧韧带起于外踝尖端，止于距骨和跟骨，分前、中、后三束，主要功能是防止足过度内翻。此韧带较薄弱，当足过度内翻时，常可导致此韧带损伤或断裂，亦可导致外踝撕脱性骨折。下胫腓韧带紧密联系胫腓骨下端之间，把距骨牢固地控制在踝穴之中，此韧带常在足极度外翻时断裂，造成下胫腓联合分离，使踝距变宽，失去生理稳定性。

根据是否有创口与外界相通，常可分为闭合性脱位和开放性脱位。闭合性脱位根据脱位的方向不同，可分为踝关节内侧脱位、外侧脱位、前脱位、后脱位。

一般以内侧脱位较为常见，其次为外侧脱位和开放性脱位，后脱位少见，前脱位则极罕见。单纯脱位极为少见，多合并骨折，如内、外踝和胫骨前唇或后踝骨折。

二、病因、病理

(一)内侧脱位

内侧脱位多由间接暴力所引起，如扭伤等，常见于自高处跌下时，足的内侧先着地，或走凹凸不平道路，或平地滑跌，使足过度外翻、外旋致伤，常合内、外踝骨折。

(二)外侧脱位

外侧脱位多由间接暴力所引起，如扭伤等，常见于自高处跌下时，足的外侧先着地，或行走凹凸不平道路，或平地滑跌，使足过度内翻、内旋而致伤，常合内、外踝骨折。其机制与内侧脱位相反。

(三)前脱位

前脱位由间接或直接暴力所引起，如自高处跌下，足跟后部先着地，身体自前倾而致胫骨下端向后错位，形成前脱位，或由于推跟骨向前，胫腓骨向后的对挤暴力，导致踝关节前脱位。

(四)后脱位

后脱位足尖或前足着地，由后方推挤胫腓骨下端向前，或由高处坠下，前足着地，身体向后倾倒，胫腓骨下端向前翘起，而致后脱位，常合并后踝骨折。

(五)开放性脱位

开放性脱位多由压砸、挤压、坠落和扭绞等外伤所致。其开放性伤口多表现为自内向外，即骨折的近端或脱位之近侧骨端自内穿出皮肤而形成开放性创口，其伤口多，污染重，感染率相对增高。

三、诊断

(一)临床表现及X线检查

(1)内侧脱位：伤踝关节肿胀、疼痛、瘀斑，甚者起水疱，踝关节功能丧失，足呈外翻、内旋，内踝不高突，局部皮肤紧张，外踝下凹陷，明显畸形。常合并内、外踝骨折或下胫腓韧带撕裂。X线检查可见距骨及其以下向内侧脱出，常合并内、外踝骨折。

(2)外侧脱位：伤踝关节肿胀、疼痛、瘀斑，甚者起水疱，踝关节功能丧失，足呈内翻、内旋，外踝下高突，内踝下空虚，明显畸形，局部皮肤紧张。若合并内、外踝骨折则肿胀、疼痛更甚，伴下胫腓韧带撕裂，则下胫腓联合分离。X线检查可见距骨及其以下向外侧脱出，常合并内、外踝骨折，下胫腓韧带撕裂者，则见胫腓间隙增宽。

(3)前脱位：伤踝关节肿胀、疼痛，踝关节功能障碍，足呈极度背伸，不能跖屈，跟腱两侧有胫腓骨远端的骨性突起，跟骨向前移，跟腱紧张，常合并胫骨前唇骨折。X线检查可见距骨及其以下向前脱出，或合并胫骨前唇骨折。

(4)后脱位：伤踝关节肿胀、疼痛，踝关节功能障碍，足跖屈，跟骨后突，跟腱前方空虚，踝关节前方可触及突出的胫骨下端，而其下方空虚，常伴后踝骨折。X线检查可见距骨及其以下向后脱出，或合并后踝骨折。

(5)开放性脱位：踝关节肿胀、疼痛，踝关节功能障碍，局部有渗血，伤口多位于踝关节内侧，一般为横形创口，严重者骨端外露，伤口下缘的皮肤常嵌于内踝下方，呈内翻内旋，外踝下高突，内踝下面空虚。X线检查可提示移位的方向及是否合并骨折。

(二)诊断

根据外伤史、典型的临床表现及X线检查即可确诊。

四、治疗

(一)外治法

1.手法复位

(1)内侧脱位：患者取患侧卧位，膝关节半屈曲，一助手固定患肢小腿部，将小腿抬起。术者一手持足跗部，一手持足跟，顺势用力牵引，并加大畸形，然后用两手拇指按压内踝下骨突起部向外，其余指握足，在维持牵引的情况下，使足极度内翻、背伸，即可复位。

(2)外侧脱位：患者取健侧卧位，患肢在上，膝关节屈曲，一助手固定患肢小腿部，将小腿抬起。术者一手持足跗部，一手持足跟，顺势用力牵引，并加大畸形，然后用两手拇指按压外踝下方突起部向内，其余指握足，在维持牵引的情况下，使足极度外翻，即可复位。

(3)前脱位：患者仰卧位，膝关节屈曲，一助手双手固定患肢小腿部，将小腿抬起。术者一手握踝上，一手持足跖部，顺势用力牵引，持踝上之手提胫腓骨下端向前，握足跖的手使足跖屈，向后推按即可复位。

(4)后脱位：患者仰卧位，膝关节屈曲，一助手双手固定患肢小腿部，将小腿抬起。一助手一手持足跖部,一手持足跟部,两手用力牵引,加大畸形。术者用力按压胫腓骨下端向后,同时牵足的助手在牵引的情况下,先向前下提牵,再转向前提,并略背伸,即可复位。

2.固定

(1)内侧脱位:超踝塑形夹板加垫,将踝关节固定在内翻位。单纯性脱位固定 3 周,合并骨折固定 5 周。

(2)外侧脱位:超踝塑形夹板加垫,将踝关节固定在外翻位。单纯性脱位固定 3 周,合并骨折固定 5 周。

(3)前脱位:石膏托固定踝关节于稍跖屈中立位 3～4 周。

(4)后脱位:石膏托固定踝关节于背伸中立位 4～6 周。

(二)内治法

对于开放性脱位在治疗上应着重于防止感染及稳定骨折脱位,使关节可以早期进行功能锻炼。伤后 6～8 小时内,宜彻底清创,常规肌内注射破伤风抗毒素 1 500 U,复位后对合并骨折进行内固定,争取一期缝合闭合伤口,为早期开始关节功能活动创造条件,缩短患肢功能恢复时间。

第五节 跟骨骨折

在历史上,跟骨骨折的治疗曾经历过巨大的变化。1938 年,Goff 总结了超过 40 种的跟骨骨折手术治疗方法,但由于感染率高、固定方法不良等问题,使得跟骨骨折内固定手术在 20 世纪中叶后逐渐减少。以往跟骨关节内骨折治疗后常常会出现持续疼痛和步态异常,造成较高的致残率,对社会经济方面造成巨大的影响。随着对跟骨及其周围软组织解剖知识、损伤机制、潜在并发症认识的加深,以及 CT 技术的常规应用,切开复位内固定手术治疗跟骨骨折得到了推广。跟骨骨折的治疗目的包括恢复跟骨的轴线、长、宽、高度,重建关节面,从而保留距下关节和跟骰关节的活动。然而迄今为止,仍然没有一个可以广为接受的诊治规范。

一、流行病学

跟骨骨折约占全身骨折的 2%,占跗骨骨折的 60%。其中双侧骨折约占

2%，开放性骨折占2%～15%。Essex-Lopresti和Rowe等人分别报道成人跟骨骨折中75%和56%的是关节内骨折，而儿童跟骨骨折的情况恰好与此相反，Schmidt和Weiner等人报道63%的儿童跟骨骨折是关节外骨折。

跟骨骨折最常见的损伤机制是直接暴力，如高处坠落伤。其他病因还包括机动车事故、小腿三头肌突然剧烈收缩等。多数成人跟骨骨折见于25～50岁，并与工作有关。男性的发病率约是女性的5倍。

由于多数跟骨骨折是高处坠落所致，所以全面的体格检查尤为重要。大约10%的患者伴有脊柱损伤，其中L_1最易受累。其他合并四肢损伤者约占26%，包括踝关节、股骨及腕关节等。

二、实用解剖

跟骨是人体最大的一块跗骨，不仅构成足纵弓后侧部分以支撑体重，而且为小腿肌肉提供杠杆支点。跟骨外表酷似不规则长方体，共有6个表面和4个关节面。跟骨周围软组织厚度不一，其中包被着众多血管、神经、肌腱等组织。

(一)跟骨上表面

上表面可以分为前、中、后3部分。后部是关节外部分，与中部交界处是跟骨的最高点。中部是宽大的距下关节后关节面，呈向外凸出的椭圆形，具有单独的关节腔，承载距骨体。前部是凹陷的前、中关节面。中关节面位于载距突上，前关节面位于跟骨前突上。前、中关节面可以相互独立或是融为一体。跟骨沟位于中、后关节面之间，并与距骨沟共同组成跗骨窦。

(二)跟骨下表面

下表面呈三角形，尖部在前、基底在后，向背侧成30°斜向走行。其后缘是跟骨结节，分为较大的内侧突和较小的外侧突2个部分。跖筋膜和足内在肌的第1层小肌肉起于此处。靠近前中部分是跟骨前结节，有跟骰足底韧带附着。跟骨下方是一层特化的间室状脂肪结缔组织，该组织能够吸收行走时产生的冲击力。

(三)跟骨外表面

外表面较为平滑，有2个骨性突起。其上有腓骨支持带附着，并构成腓骨长短肌腱滑膜鞘。两者之间形成腓骨肌腱沟容纳腓骨长肌腱。在骨突后方有跟腓韧带附着。粉碎性跟骨骨折时，这些肌腱和韧带常常会移位而造成撞击。

(四)跟骨内表面

内表面呈不规则四边形，其上有一较大突起，称为载距突，在其上方是跟骨中关节面，下表面是宽大的屈趾长肌腱沟。体表标志位于内踝尖下方大约2.5 cm处。在载距突上附着有三角韧带的距跟束、跟舟韧带的上内束和足底方肌，构成了跗管的内侧壁。

（五）跟骨前表面

前表面，即跟骰关节面，水平面上凸起，垂直面上凹陷，呈马鞍状。

（六）跟骨后表面

后表面呈卵圆形，其下方 2/3 部分是跟腱止点。其中比目鱼肌纤维止于内侧，腓肠肌纤维止于外侧。在跟腱止点上方，跟骨后上缘与跟腱之间是跟骨后滑囊。

（七）软组织结构

跟骨内侧面覆盖着致密的筋膜脂肪层、䠀趾外展肌和足底方肌内侧头，浅筋膜与支持带覆盖跟腱内缘与胫后肌之间的间隙，共同组成踝管的顶部，其前方为胫骨与内踝，踝管底是为跟骨内侧壁。胫后神经跟骨支分出 2 个分支支配足及足跟内侧的感觉。在进行跟骨内侧入路手术时，这些神经分支容易受到损伤。神经血管束后方是屈趾长肌腱，前方是屈趾长肌腱，最前方是胫后肌腱。三角韧带位于肌腱神经血管束深层。跟骨外侧有腓肠神经位于腓骨肌腱后方，体表标志位于外踝尖上 10 cm 跟腱外缘，它在第5 跖骨基底处分为 2 个终末支。

（八）跟骨血液供应

跟骨血供较为丰富，10％来自跗骨窦动脉，45％来自跟骨内侧动脉，45％来自跟骨外侧动脉。内侧血供来自 2～3 根动脉，通常都是胫后动脉或足底外侧动脉的分支，从载距突下方穿入跟骨内。外侧血供常常来自胫后动脉的跟骨外侧支，但偶尔会来自腓动脉。跗骨窦动脉来自胫前动脉的跗外侧支和外踝支。由于跟骨为松质骨而且血供丰富，所以临床上跟骨缺血性坏死并不多见。

（九）影像学解剖

跟骨内骨小梁的走行反映了跟骨所受到的压力和张力。张力骨小梁放射自下方皮质骨，压力骨小梁汇聚在一起支撑前后关节面。Soeur 和 Remy 将后关节面下骨小梁的浓聚部分称为跟骨丘部。跟骨侧位片上有 2 个重要的夹角：一个是结节关节角（Böhler 角），另一个是交叉角（Gissane 角）（图 3-1）。

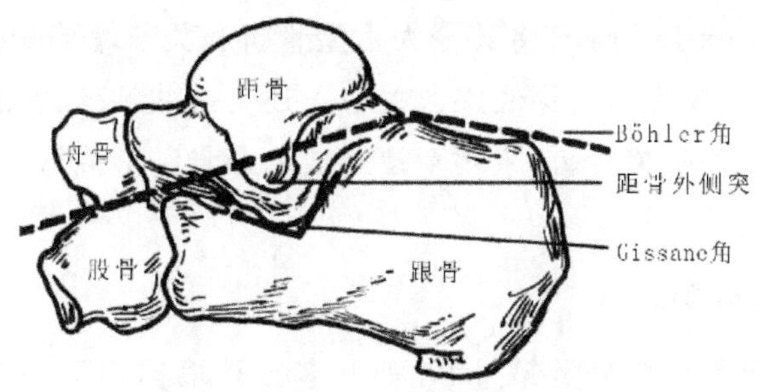

图 3-1 Böhler 角和 Gissane 角

Böhler 角由 2 条线相交而成，后关节面最高点到跟骨结节最高点的连线，以及后关节面最高点到跟骨前突的最高点连线，两者所成锐角在 25°～40°。Gissane 角由后关节面与跟骨沟至前突的连线组成，在 120°～145°。Gissane 角由后关节面软骨下骨及前中关节面软骨下骨构成，骨折时往往变大。跟骨轴位片只能显示部分后关节面，为了完整观察后关节面，需要拍摄不同角度的 Bröden 位片（图 3-2）。

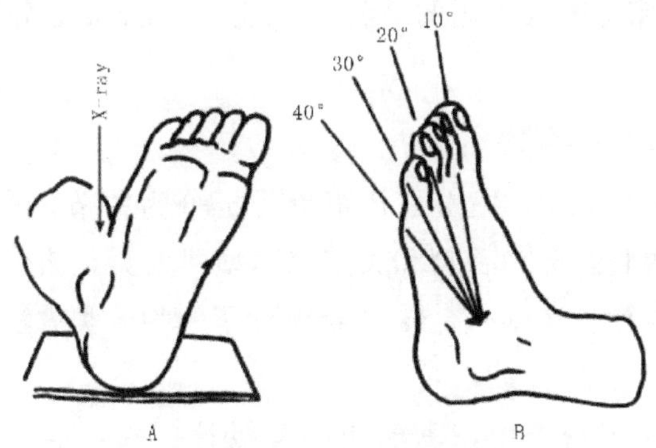

图 3-2 Bröden 位摄片方法

三、损伤机制

扭转暴力多造成跟骨关节外骨折，如跟骨前突、载距突和内侧突骨折。跟骨结节骨折多由肌肉牵拉暴力所致。直接暴力可以导致跟骨任何位置的骨折。

轴向应力是导致跟骨关节内骨折的主要原因。距骨纵轴位于跟骨轴内侧，两者成 25°～30°角。当受到偏心位垂直轴向暴力时，距骨外侧突像楔子一样插入跟骨内，使距下关节外翻，并将跟骨剪切为内外 2 个部分，形成初级骨折线。如果受伤时足处于外翻位，则骨折线偏外，反之则偏内。内侧骨折块由于有坚韧的跟距内侧韧带及骨间韧带，所以常维持在原位；外侧半骨块由于缺乏类似的韧带连接而向跖侧移位并旋转。如果暴力继续作用，将产生次级骨折线，根据次级骨折线的走行，Essex-Lopresti 将其分为舌型骨折和关节塌陷骨折 2 类。如果暴力持续，在前方会形成骨折线穿经跟骰关节。还有一些特殊的损伤机制，如分歧韧带牵拉造成的跟骨前突骨折；跟腱牵拉造成的跟骨结节撕脱骨折，在此不一一赘述。

四、跟骨骨折分类

文献报道的跟骨骨折分类超过 20 种。多数是根据距下关节面受累情况与否而分为关节内骨折和关节外骨折两大类。跟骨关节外骨折相对简单，大致分为跟骨结节骨折、跟骨前突以及其他非关节面骨折，占所有跟骨骨折的25%～30%。跟骨关节内骨折占所有跟骨骨折的 70%～75%，其表现形式千差万别，因此要将其满意分类较为困难。

好的骨折分类能够提供与损伤机制、治疗预后之间的关系。目前所使用的分类方法使我们对跟骨骨折的理解及其治疗都有了更进一步的认识。但还没有一种分类法能够对所有跟骨骨折和软组织损伤进行分类。Essex-Lopresti 分类和 Rowe 分类是临床上最为常用的 2 种 X 线分类；Sanders 分类是最常用的 CT 分类。

（一）Essex-Lopresti 分类

1952 年，Essex-Lopresti 提出了将跟骨骨折分为关节内骨折和关节外骨折的概念，并将关节内骨折分为舌型和关节塌陷型两大类。该分类相对简单，易于使用，得到了广泛应用。Rowe 在 1963 年设计了一种分类方法，其中包括关节内和关节外骨折。

在 Essex-Lopresti 分类中，2 种骨折的初级骨折线基本一致，次级骨折线的位置和骨折块的形状是决定分类的基础。

（二）Sanders 分类

CT 在跟骨距下关节后关节面垂直位和水平位扫描的使用，使得跟骨关节内骨折的分型和治疗进入了一个新时期。Crosby 和 Fitzgibbons 较早地在 CT 的基础上对跟骨骨折进行分类，他们根据后关节面的损伤形式将关节内骨折分为 3 种类型，并将各类型与远期预后相结合。

Soeur 和 Remy 经研究提出了后关节面的三柱理论。1993 年，Sanders 在这一理论的基础上，根据跟骨距下关节后关节面骨折线和骨折块数，将跟骨关节内骨折分为 4 型：Ⅰ型，无移位骨折（≤2 mm）；Ⅱ型，有 1 条骨折线 2 个骨折块，骨折明显移位（≥2 mm）；Ⅲ型，有 2 条骨折线 3 个骨折块；Ⅳ型，有 3 条骨折线和

4 个骨折块及以上的粉碎性骨折。

原则上讲，一种好的分型系统应当是简单的，能指导治疗，能预见到结果，可以作为比较不同治疗方法的基础。上述方法中还没有一种能完全满足这些要求。在临床应用中，Essex-Lopresti 分型简单，但不能很好地指导治疗和预见结果。相比之下，Sanders 分型比较全面而简单，对不同的骨折类型能够指导治疗及预后。而 Zwipp 分型是描述复杂跟骨骨折的最好方法。

五、临床表现与诊断

诊断跟骨骨折有赖于详细的病史询问、体格检查及必要而全面的放射学检查。患者都有明显的外伤史，通常为高处坠落伤，偶见于交通伤或爆炸伤。体格检查多有足跟部肿胀、压痛或叩痛，踝关节和距下关节活动受限，足跟不能着地，足跟增宽和内外翻畸形以及足弓塌陷等。检查时需注意是否合并足筋膜间隔综合征，如若存在应及时进行手术减张。

在跟骨骨折的影像学诊断方面，需要做 X 线片足正侧位片、跟骨轴位片、踝关节正位片以及双足距下关节后关节面垂直位和水平位 CT 检查。

足侧位片可以发现绝大多数跟骨骨折，诸如关节外的跟骨结节骨折、跟骨体骨折、跟骨前突骨折及内侧突骨折等。关节内跟骨骨折通常都有跟骨高度的丢失，如果全部后关节面与载距突分离，在侧位片上表现为 Böhler 角变小和 Gissane 角变大。如果仅仅是外侧半关节面塌陷，则在侧位片上 Böhler 角是正常的，而跟骨后关节面下方骨质密度增高，经常可以在跟骨体中找到旋转了 90°的关节面骨块，另外从侧位片上可以区分骨折是舌型或是关节塌陷型。足正位片能显示跟骰关节受累情况和跟骨外侧壁膨出。跟骨轴位片能显示跟骨增宽，后关节面骨折块，载距突骨折及成角畸形的结节骨块。跟骨轴位片所显示的是跟骨后关节面的前 1/3，要想看见后 2/3 还需进一步拍摄多角度 Bröden 位片。踝关节正位片除了能显示可能存在的踝关节骨折外，还能发现因跟骨外侧壁增宽而造成的跟腓间距减小。

跟骨 CT 扫描可以清楚地判断跟骨骨折的部位及移位程度，有助于骨折分型和手术治疗。检查时，患者取平卧位，屈髋屈膝足底置于台上，调整扫描平面与后关节面垂直，之后伸膝伸髋，调整扫描平面与后关节面平行，均以 3 mm 间距扫描。冠状位 CT 片可以清楚地看到后关节面、载距突、足跟外形以及屈趾长肌腱和腓骨肌腱的位置。水平位 CT 片应注意观察跟骰关节、跟骨的外侧壁、载距突及后关节面的前下部。

六、治疗

大多数跟骨关节外骨折都可以采取非手术治疗，加压包扎并免负重6～8周。移位明显的跟骨结节骨折应予切开复位内固定。当关节外骨折Böhler角＜10°，跟骨明显增宽时，可以辅以穿针牵引手法复位。跟骨关节外骨折的预后大多很好。

跟骨关节内骨折的治疗方法很多，可以分为非手术治疗和手术治疗。

非手术治疗包括：①原位石膏固定；②手法整复＋石膏固定；③功能疗法。近年来跟骨关节内骨折的非手术治疗更倾向于不用石膏的功能治疗。

手术治疗包括：①撬拨复位＋石膏固定；②撬拨复位＋多枚克氏针固定；③有限切开复位内固定；④切开复位内固定。

（一）非手术治疗

1.非手术治疗指征

大多数跟骨关节外骨折（移位显著的跟骨结节骨折除外）、后关节面骨折移位＜2 mm、有严重心血管疾病、糖尿病无法麻醉手术、不适合进行关节重建（包括不能行走）的老人、半身不遂者、不能与医师配合者（比如吸毒者），都可以采用非手术治疗。另外对于有生命危险的多发创伤患者和不能进行有限切开手术的患者，也应选择非手术治疗。

2.非手术治疗方式

非手术治疗目前多采用现代功能治疗。早期治疗包括伤后抬高患肢，休息，应用冰袋和使用非甾体抗炎药，患足加压包扎。小腿使用软夹板维持踝关节中立位。伤后尽早开始踝关节功能练习。伤后1周左右换弹力包扎，开始内外翻练习以及足内在肌和外在肌的等长收缩。待疼痛和水肿完全消除以后，开始拄拐下地，患肢部分负重15 kg。患者须穿着特殊定做的气垫鞋。后足畸形严重患者应使用矫形鞋。

（二）手术治疗

1.手术治疗指征

所有开放性跟骨骨折；所有SandersⅡ型和Ⅲ型骨折患者，估计软组织条件不会增加发生并发症的风险，患者可以配合术后康复治疗的，都是手术治疗的指征。

2.手术时机及方法

闭合骨折后早期治疗方法同非手术治疗。待水肿消退、皮肤皱褶出现后（伤后7～14天）手术，并发症发生率较低。

目前对于开放性跟骨骨折的治疗尚无统一规范。普遍认为早期治疗需要静脉内抗生素治疗、早期多次清创、尽早皮肤覆盖。旨在完成软组织覆盖和预防感染，良好的软组织愈合是降低感染率和改善骨折治疗结果的前提。对于二期有望经外侧切口手术者，在软组织肿胀消退后(在 10～14 天)，骨折早期愈合开始前(伤后 21 天)，经外侧广泛 L 形切口行骨折切开复位接骨板内固定术。对于软组织损伤严重，难以在伤后 3 周内接受骨折固定手术者，一期治疗以处理软组织为重点，多次清创减少感染的发生，同时经伤口结合手法复位骨折，多枚克氏针固定恢复并维持跟骨外形，二期如症状严重再行截骨术、距下关节融合术等。

(1)闭合复位多针内固定(撬拨复位)：适用于舌型骨折和 SandersⅣ型这种严重粉碎的关节面骨折，术中注意距下关节对合、Böhler 角以及跟骨宽度。手术的关键是注意选择跟骨结节入针点，在透视下撬拨复位，多根 1.5 mm 直径克氏针穿经或不经距下关节固定，术后无须石膏固定，术后 6 周拔除克氏针。

(2)有限切开复位内固定术：适用于关节塌陷型骨折或 SandersⅡ型骨折，多发创伤，软组织条件差，开放性骨折，有足筋膜间隔综合征或者骨折移位较小的患者。作跟骨外侧小切口，显露复位后关节面，Schanz 针或斯氏针打入跟骨结节牵引复位跟骨力线，然后复位后关节面并用 1～2 枚 3.5 mm 直径螺钉固定，外侧横形接骨板桥接固定跟骨前后骨折块。对于持续不稳定骨折，可以辅以克氏针固定距下关节。此方法的优点是在跟骨关节内骨折不具备应用切开复位内固定术条件的情况下，最大限度地恢复跟骨力线以及后关节面的对合关系，同时将手术并发症的发生率降到最小。

(3)切开复位内固定术(ORIF)：对于 SandersⅡ、Ⅲ型骨折，软组织条件好，患者依从性良好的病例，采取切开复位内固定治疗。目前切开复位手术通常采取 Regazzoni 和 Benirschke 提出的延长外侧 L 形入路。此入路的优势在于：①显露方便；②利于复位；③避免了内侧入路的危险。垂直切口位于腓骨后缘及跟腱之间，水平切口位于外踝与足底之间，在足底与外踝中点偏下作弧形延伸止于第 5 跖骨基底。注意锐性剥离，掀起全层皮瓣，细克氏针打入距骨及外踝牵开皮瓣，显露距下关节。复位后多以解剖形状接骨板固定骨折。注意减少软组织的牵拉和损伤，以降低术后切口并发症发生率。为了便于切口愈合，术后可以短期石膏外固定。

七、术后处理

术后第 2 天去除敷料，开始冰敷治疗。术后第 3 或 4 天牢固固定者可拄拐下地，患足部分负重 15 kg 直到第 6 周。术后 10～12 周，根据患者承受能力可以完全负重。穿戴有软垫和高帮的鞋有助于负重。其优势在于关节活动度更好。对于不能配合及严重粉碎性骨折患者，有必要用石膏固定。植骨患者部分负重应延长到3个月。康复练习包括等长收缩练习、协同练习、神经肌肉及筋膜组织的本体感受练习和步态控制。手法治疗距下关节以及相邻关节对于增加总的活动度是很重要的。对于距下关节和跟骰关节克氏针固定的患者,术后第6周去除克氏针,此后加强负重练习至术后3个月允许完全负重。

八、并发症

(一)非手术治疗并发症

包括足跟增宽、腓骨肌腱卡压综合征、距下关节及跟骰关节创伤性关节炎、腓肠神经炎、创伤后平足、创伤后足内翻和创伤后肢体短缩及跟腱短缩等。

(二)手术并发症

1.感染

一旦发生感染,必须反复清创。浅表感染时可以保留内植物,处理创面新鲜后游离组织移植覆盖创面,静脉输液抗感染至6周。对于深部感染和骨髓炎,则需清除感染组织、坏死骨及内植物。反复清创并使用敏感抗生素6周控制感染;注意残存跟骨皮质的保留,二期重建。

2.腓骨肌腱撞击综合征

如果术后跟骨仍宽,跟腓间隙减小,腓骨肌腱将被卡压而产生症状。腓骨肌腱鞘内注入麻醉药有助于明确诊断。腓骨肌腱造影可以显示肌腱撞击及卡压的情况。

3.腓肠神经炎

腓肠神经与腓骨肌腱走行相似,所以在使用标准Kocher入路时,有可能被牵拉、碾挫,甚至切断。如果发生了有症状性神经瘤,可以考虑近端切除的方法。外侧L形切口术后此并发症发生率低。

4.距下关节炎

距下关节炎多见于关节面复位不良时。通常先进行非手术治疗,如调整运动方式、穿戴特殊鞋具、抗感染治疗。如果这些方法未能奏效,可以通过距下关节内注射来改善局部的疼痛,甚至关节融合。

5.软组织问题

影响跟骨术后切口愈合的因素:①BMI指数;②创伤至手术时间;③全层缝合;④吸烟史;⑤骨折严重程度。

如果手术时伤口无法闭合,可以采取延迟游离组织移植闭合。伤口裂开常见于切口拐角处,应换药口服抗生素治疗,多数可愈合;如果仍不愈合,则应尽快采用游离组织移植覆盖以避免发生骨髓炎。

脊柱疾病

第一节 脊柱骨折

一、上颈椎损伤

(一)概述

上颈椎包括寰椎和枢椎,并涉及寰枕和寰枢关节。上颈椎损伤后不但会造成寰枢椎脱位,同时也可能伴有脊椎其他部位的骨折。诊断时要注意有无合并头面部的外伤。另外,在诊断时还要与齿突发育不全、先天性寰枢椎半脱位相鉴别。

(二)病因病理

大约80%的上颈椎损伤都是由头部和身体加速撞击到某个静止的物体上造成的,因此头面部的挫伤、裂伤或骨折,都应联想到上颈椎损伤的可能。屈曲暴力常作用在寰枢关节,造成齿突的骨折,严重时还会造成横韧带的断裂,引起寰枢关节脱位。过伸的暴力不常见,但也会使齿突发生骨折,并向后移位。垂直作用力由颅骨传导至寰椎,可以造成其侧块的骨折(如Jefferson骨折),若开口位寰椎侧块移位超过7 mm,则提示存在横韧带的撕裂。

1.寰枕脱位

下腭部受到过伸、牵引等复合作用力,会使关节周围的软组织断裂(包括翼状韧带、盖膜等)。这类的骨折多见于高能量的车祸伤或全身多发创伤。受伤机制被认为是由于寰枕关节受到了过伸、牵张和旋转的组合暴力导致。

2.寰椎骨折

(1)寰椎粉碎性骨折:头部受到轴向的压缩力而造成损伤,按照作用力是否对称地通过双侧枕骨髁到达寰椎，可以将骨折分成不同的类型，包括前弓、后弓以及侧块的骨折。如果同时伴有过伸的暴力，也会改变受伤的机制。

(2)后弓骨折：过伸压缩力而造成后弓骨折。

(3)外侧块骨折：侧屈压缩力会造成外侧块骨折。

3.枢椎骨折

(1)齿突骨折：按骨折部位分型可分为Ⅰ型(齿突上部骨折)、Ⅱ型(齿突基底部骨折)、Ⅲ型(枢椎椎体上部骨折)。Ⅰ型较少见，Ⅱ型最多见，生物力学实验证实此类骨折的发生主要是由于齿突受到了侧方或斜向的暴力所致。

(2)枢椎峡部骨折(Hangman 骨折)：过伸和屈曲的作用力会造成枢椎双侧椎弓根的骨折，外伤性的枢椎峡部骨折以前常见于绞刑。按照 Levine 分型：Ⅰ型骨折是指骨折端无成角，并且移位不超过 3 mm；Ⅱ型是指骨折移位超过 3 mm；Ⅲ型是指峡部发生了骨折脱位，出现 $C_{2\sim3}$ 小关节的交锁，Levine 认为它属于一种原发性的屈曲-压缩性损伤。

(3)枢椎椎体骨折：多由轴向压缩力所致，椎体的斜形骨折和泪滴骨折较常见，而横行骨折少见。

4.寰枢椎脱位

(1)前脱位：最多见。寰椎横韧带断裂及齿突骨折会造成寰枢椎的脱位。寰椎齿突间距离超过 3 mm 时，就应怀疑有脱位的存在。

(2)后脱位：牵张过伸型作用力会造成后脱位。

(3)寰枢椎旋转固定：好发于 10 岁以下小儿。外伤以及炎症是主要的病因。急性或亚急性的炎症后，会出现斜颈和颈椎的侧屈。

(三)临床表现

严重上颈椎损伤的患者可以出现昏迷、意识障碍、四肢瘫痪以及神经源性休克。触诊可以发现患者枕后部有明显压痛，局部肿胀一般不明显。如果为完全性的脊髓损伤，则胸式和腹式呼吸均消失，患者会出现明显的发绀，并感觉呼吸困难，而如果为不完全性损伤，膈神经支配的膈肌还会进行腹式呼吸，患者就不会出现严重的缺氧。

寰椎骨折经常与颈椎的其他骨折合并出现，它本身很少造成神经损伤，患者常出现上颈部的疼痛，并有“不稳定”感。寰椎横韧带的完整性是决定上述骨折稳定性的重要依据。一共有 4 种方法可以用来评估横韧带的损伤与否：①最简单的方法是做寰椎的 CT 平扫，如果发现横韧带附着点的骨块发生了骨折移位，则可证明横韧带已失去了功能；②Spence 提出可以拍颈椎的开口位片，如果 C_1

的侧块相对于 C_2 发生了移位，并且两侧加起来超过 6.9 mm，即提示横韧带已断裂；③在颈椎侧位片上，观察 C_1 前弓的后缘与 C_2 齿突前缘的距离，如果在成年人超过 3 mm，或儿童超过 4 mm，则提示横韧带已断裂；④如果上述 3 种方法都无法明确，可以做 MRI 来直接评估韧带的完整性。

(四)治疗方法

1.寰枕脱位

一般保守治疗无效，通常需行后路切开寰枕融合内固定术。

2.寰椎骨折

如果侧块移位低于 7 mm，则横韧带完整，属于稳定性骨折，保守治疗如佩戴硬支具或 halo 架即可，而如移位超过 7 mm，横韧带已断裂，则为不稳定骨折，需要后路融合内固定治疗。

3.枢椎骨折

Hangman 骨折通常都会伴有移位或旋转，故一般需要行颅骨牵引将骨折复位后，再做后路寰枢椎融合内固定术。齿突骨折后会造成寰椎向后脱位，进而压迫脊髓，从而需要手术治疗。新鲜的骨折可采用前路，打入 1 枚或 2 枚空心螺钉来固定，而陈旧的齿突骨折，如果能复位，可以行后路 Magerl＋Brooks 手术。如果已无法复位，也可以行寰椎后弓切除，单独 Magerl 手术固定。Ⅲ型骨折的骨折线主要经过松质骨，故一般均会自行愈合。

4.寰枢椎脱位

以前脱位最常见。一旦诊断成立，均需行后路融合内固定术。

(五)预后与康复

上颈椎损伤的预后直接与脊髓损伤的严重程度有关。如果脊髓损伤为完全性，特别是胸式及腹式呼吸完全丧失的患者，尽管可以采用呼吸机辅助持续通气，但患者的病死率很高。如果脊髓损伤为不完全性，膈肌还有功能，则患者术后仍有可能依靠自主呼吸生活，同时进行肢体和二便功能的康复锻炼。而如果患者没有出现脊髓损伤，如一些齿突骨折，则患者在术后佩戴 3 个月左右的颈托后，即可适应一般的日常生活。

二、下颈椎损伤(C_3～T_1)

(一)概述

C_3 椎体以下各个椎体的解剖形态大同小异，它们通过自身的关节相互连接，限制颈椎的过度屈、伸以及旋转。在1984年,Denis提出了胸腰段骨折的三柱理论后,后人也把它应用到颈椎骨折上:前柱主要包括前纵韧带、间盘及椎体的前1/2;中柱包括后纵韧带、间盘及椎体的后1/2;后柱则包括椎弓根、小关节、椎板和棘上、棘间韧带等结构。前、中柱中主要抵抗压缩负荷的是椎体和间盘,而抵抗牵张的主要是前、后纵韧带和位于前、后侧的纤维环。而在后柱中,侧块和小关节抵抗压缩负荷,关节囊和后方的韧带抵抗牵张。骨折类型主要为压缩骨折、泪滴骨折、骨折脱位、独立的棘突骨折等。同时也要注意是否存在椎板和后方韧带复合物等的损伤。

(二)病因和病理

下颈椎的骨或韧带结构由于受到超过生理载荷的应力而发生骨折或脱位,从而造成不稳定。Panjabi通过力学试验将这种不稳定定义为相邻的椎体间移位超过3.5 mm或成角超过11°。骨折造成的急性不稳定来自两方面:前方椎体的严重压缩或者后方小关节的损伤,这些都会造成颈椎发生脱位以及异常的成角。下颈椎的损伤多继发于以下的作用力,如屈曲、过伸、侧旋、轴向负荷等,它们一般多单独致伤,也有时会组合在一起。

(三)临床表现

多数下颈椎损伤的患者都会出现明显的颈部疼痛,持续不缓解,并自觉颈部出现“不稳定感”,颈部后方的压痛。神经系统的查体结果与脊髓损伤的程度相关,可以包括正常(压缩骨折)、不全瘫和严重的四肢瘫等。

1.压缩骨折

屈曲压缩作用力会使椎体发生楔形变,以前高丢失为主,椎体后柱保持完整,CT显示无椎管内占位,而椎体后方的椎间关节,椎弓和棘突,后方韧带复合物未受损伤。

2.泪滴骨折

颈椎在屈曲位时受到压缩力而造成泪滴骨折,会产生椎体前下方的三角形骨片。X线片可以显示椎体发生了楔形变,前高丢失,并且下方出现三角形骨折块。此骨折单独发生也会造成严重的脊髓损伤。

3.爆裂骨折

已发生泪滴骨折的椎体在冠状面发生垂直压缩骨折,即产生了爆裂骨折,它累及了椎体的前柱和中柱,有时还会损伤后柱,如发生椎弓根的骨折等。爆裂骨折主要表现以前髓的症状为主,表现为受伤平面以下肢体浅感觉、运动和二便功能的障碍，而脊髓后索保持完整，患者会保留一定的深感觉（如位置觉）。X 线片可以显示椎体发生了楔形变，后凸畸形，CT 显示会有碎骨折块突入椎管内，造成严重的脊髓损伤。

4.骨折脱位

此类患者多表现为完全性的脊髓损伤，主要为损伤平面以下的感觉、运动以及大、小便功能完全丧失，胸式呼吸消失，仅存腹式呼吸，并由于交感神经张力下降，迷走神经兴奋性相对增高而出现神经源性休克，表现为血压下降的同时，心率也随之减慢。若发生颈椎较高节段的脱位，膈肌的功能也会丧失，患者会出现严重的呼吸障碍，如抢救不及时会迅速死亡。

(1)屈曲脱位：此类脱位的作用机制主要是屈曲的作用力使椎体的下关节突越过下位椎体的上关节突，进而固定在脱位的位置上，这种脱位会造成上位椎体相对于下位椎体明显向前方移位，CT 平扫会显示脱位的下位椎体上关节突裸露地朝向背侧，形成“裸关节征”，这种脱位会造成严重的脊髓损伤。

(2)过伸压缩性损伤：旋转过伸型的作用力会造成下关节突基底或椎弓根的骨折，从而造成椎体向前脱位。

5.棘突骨折

屈曲作用力会造成单独棘突的骨折，也可以认为是肌肉附着点处的棘突发生了撕脱骨折。这种损伤很少会累及神经组织，通常保守治疗即可。

6.挥鞭伤

车祸的追尾事故会造成脊柱的过伸，进而在反作用力的作用下发生屈曲，同时会造成颈部软组织的损伤。受伤后常会出现颈部疼痛、头痛以及恶心、呕吐，同时也会出现脊髓损伤的症状。这类患者在伤前通常会有一些颈椎增生退变的临床表现，如颈部的不适、手指感觉麻木等。挥鞭伤又称为无影像学异常的脊髓损伤，临床表现主要以中央髓损伤的症状为主，根据颈髓灰质内皮质脊髓束的分布，患者的上肢肌力障碍多明显重于下肢，尤以手内在肌的小肌肉为主，它们有些会在受伤以后很快出现萎缩，造成永久的功能障碍。

(四)治疗方法

下颈椎骨折由于多会造成脊髓的损伤，故一般均需手术治疗。大剂量激素冲击治疗对于脊髓损伤患者的作用已得到了公认。通常建议在术后 8 小时内就应用，具体方法如下：甲泼尼龙以 30 mg/kg 的剂量首先在 15 分钟内迅速静脉滴注，然后暂停 45 分钟，再按照剂量 4.5 mg/(kg · h)连续静脉用药 23 小时。如果患者在伤后 3～8 小时才接受治疗，那么建议静脉用药持续至 47 小时，即再延长一天。通常单独椎体的骨折，多采用前路切开复位，将骨折的椎体次全切除，去除脊髓前方的压迫，取自体髂骨或 mesh 支撑前方，再用钛钢板内固定。而对于骨折脱位的病例，最好术前进行颅骨牵引复位，位置满意后再行手术治疗。如果小关节的交锁经闭合方法无法纠正，则需后路切开，用磨钻去除部分下位椎体的上关节突，再将脱位复位，然后可以一并行相邻椎体的椎弓根或侧块固定，因为后路固定的生物力学强度优于前路，尤其是椎弓根螺钉固定。而如果术者对后路固定不熟悉，也可以采用后前路联合的入路，即再采用前路进行植骨内固定术。

（五）预后与康复

下颈椎损伤的预后直接与脊髓损伤的严重程度有关。患者的膈神经一般很少累及，故膈肌还有功能，所以患者术后仍有可能依靠自主呼吸生活，同时进行肢体和大、小便功能的康复锻炼。脊髓为不完全损伤的患者，术后可能会有一定程度的功能恢复，特别是术前损伤越轻的患者，术后恢复的可能性越大，预后越佳。术后康复的功能锻炼也很重要，它可以帮助患者借助剩余的神经功能去完成和适应日常的生活。

三、上胸椎骨折（$T_1 \sim T_{10}$）

（一）概述

上胸椎（$T_1 \sim T_{10}$）由于受到胸廓的限制，不易发生骨折，一旦外界暴力足够大而产生骨折，并由于胸椎管的面积小，通常都会造成严重的脊髓损伤，并且也会合并有胸部的损伤，如单发或多发的肋骨骨折、气胸、血胸或血气胸。

（二）病因病理

胸椎的关节突位于冠状位，呈叠瓦状排列。致伤的暴力通常为屈曲、轴向负荷、旋转、过伸等，或为组合的暴力。最常见的损伤方式为首先出现小关节的骨折，严重时可发生交锁造成椎体的脱位，同时也会伴有相应椎体的压缩或爆裂骨折。

（三）临床表现

患者患处通常有明显的疼痛，可触及局部的肿胀和畸形。一般脊髓损伤均为完全性，表现为双下肢的截瘫和二便功能障碍。同时还要注意有无胸部损伤的表现，查体并拍片除外肋骨骨折、气胸、血胸或血气胸。X 线片可以发现胸椎的骨折或骨折脱位，而如果损伤发生在 $T_{5/6}$ 以上，肩胛骨的阻挡会影响对病变的观察，故需做 CT 或 CT 重建来明确骨折的部位，MRI 可以了解脊髓损伤的程度。

（四）治疗方法

首先可以采用大剂量激素冲击治疗来努力促进受伤脊髓功能的恢复。接着，待患者一般情况稳定后，即应早期行骨折的复位内固定术。由于患者通常存在小关节的损伤或交锁，故一般都采用后路手术。而如果前方椎体骨折严重，失去了承重能力，则可考虑二期行前路重建内固定手术。

（五）预后与康复

上胸椎损伤的预后直接与脊髓损伤的严重程度有关。患者一般都会有部分的胸式呼吸，而且其膈肌还有功能，所以患者术后仍可依靠自主呼吸生活，同时进行肢体和大、小便功能的康复锻炼。脊髓为不完全损伤的患者，术后可能会有一定程度的功能恢复，特别是术前损伤越轻的患者，术后恢复的可能性越大，预后越佳。术后康复的功能锻炼也很重要，它可以帮助患者借助剩余的神经功能去完成和适应日常的生活，并且胸椎损伤的患者其上肢功能都保持完好，相对于颈椎损伤的患者，可以借助上肢的力量以更有利地进行康复，并且可以自行运转轮椅生活。

四、下胸椎及腰椎的损伤（T_{11}～L_5）

（一）概述

上胸椎由于受到胸廓的限制，而腰骶部（L_4～骶骨）由于受到腰骶韧带的保护，使得二者的活动度显著受限。而胸腰椎的移行部（T_{11}～L_2）活动度大，第 11、12 肋骨的保护薄弱，从而造成了该部位更易受伤。同时损伤又按 Denis 提出的三柱理论分型：支撑椎体的前柱、中柱，以及后方的后柱。继而又将骨折分为以下 4 型：压缩骨折、屈曲-牵张型损伤、爆裂骨折、骨折脱位。

（二）病因病理

下胸椎及腰椎的损伤，致伤的暴力通常为屈曲、轴向负荷、旋转、过伸等或为组合的暴力。

（三）临床表现

患者患处通常会有明显的疼痛，可触及局部的肿胀和畸形。一般脊髓或马尾神经损伤可为完全性，也可为不完全性，或者也可以无神经损伤的表现。X 线片可以发现相应节段的骨折或骨折脱位，需做 CT 或 CT 重建来明确骨折的椎体后壁是否完整及有无椎管内的占位骨块,MRI 可以了解脊髓或马尾神经损伤的程度。查体时可以利用关键肌肉或皮肤区域与神经根支配的对应关系来判断神经损伤的平面及程度。

1.压缩骨折

这种损伤最常见,椎体受到屈曲的外力作用,使得前柱损伤,前高丢失,而椎体的后壁和后柱完整,CT 平扫显示椎管内没有骨折块占位,故患者通常没有神经损伤的表现,这种骨折常见于高处坠落伤,故有可能伴有跟骨的骨折。而随着人口的老龄化,老年人的骨质疏松性椎体压缩性骨折也日益增多,这些患者通常无或只有轻微的外伤史,即出现腰背部的持续疼痛。X 线片通常显示椎体普遍的骨质疏松,病椎常会被均匀的压缩。

2.屈曲-牵张型损伤

屈曲-牵张型损伤,常见于机动车事故中,两点固定的安全带损伤。椎体所受牵张作用力的瞬时旋转中心位于椎体的前方,使得后柱、中柱和前柱依次发生水平方向上的断裂,断裂可以主要发生在骨质上(又被称为 Chance 骨折),也可发生在韧带上,或者两者均有。正位片上可以发现棘突间距增宽,侧位片上可以发现椎体的后方高度增加。Chance 骨折通常不造成神经损伤,除非存在明显的骨折移位,而在这种情况下,该损伤应归为不稳定的骨折脱位。

3.爆裂骨折

椎体的前方和后方都受到轴向作用力,而造成前、中柱的损伤。而轴向的负荷又会造成椎间盘内的髓核压力增高,引起纤维环的应力增加,从而使得纤维环附着的椎体终板及附近的骨质在巨大剪式应力的作用下发生骨折,并向椎管内移位。高处坠落并以足跟着地是典型的受伤机制。在侧位片上,可以显示椎体高度的丢失。在正位片上,可以观察到椎弓根或棘突间距增宽。有些爆裂骨折还会伴有成角和旋转的畸形。典型的爆裂骨折其后柱是完整的,然而在屈曲作用力下,随着后凸畸形的加大,椎体的后方韧带复合物也会发生断裂,形成不稳定的爆裂性骨折。Denis 又将爆裂性骨折分为 5 型:A 型,上下终板均发生了骨折;B 型,仅上终板发生了骨折;C 型,仅下终板骨折;D 型,骨折伴有旋转;E 型,伤椎伴有侧方的楔形变。椎体后壁粉碎的骨折块会向椎管内移位,造成脊髓或马尾的压迫,从而造成神经功能的损害。

4.骨折脱位

椎体的骨折脱位常是多个方向的作用力组合作用的结果,如屈曲、伸展、旋转和剪切等,它们会造成椎体所有三柱的损伤。骨与韧带结构通常都会发生断裂。Denis 又将骨折脱位分成以下几型。

(1)屈曲旋转型:椎体的前柱受到屈曲和旋转的作用力,而中柱和后柱主要受到来自沿 Y 轴旋转的暴力而发生骨折,骨折线通常经过间盘或椎体。

(2)剪切型:剪切暴力也可以造成椎体所有三柱的损伤。它又分为两型:后前剪切型和前后剪切型。在前者,暴力直接作用于后背,使上位椎体发生明显的向前移位,而椎体本身通常是完整的。由于下位椎体小关节的朝向会限制骨折椎后弓的向前移位,从而造成后弓的多发骨折。最终椎板会与向前脱位的椎体分离,形成漂浮-游离的椎板。硬膜撕裂也时常发生。而当剪切力是由前向后时,骨折椎后弓由于不受下位椎体小关节的朝向限制,会明显向后侧移位,造成神经损伤。

(3)屈曲-牵张型骨折脱位:它与屈曲-牵张型 chance 骨折的主要区别在于它会发生明显的移位。这是一种非常不稳定的骨折,通常伴有严重的神经损伤、硬膜撕裂和腹内脏器的损伤。

(四)治疗方法

首先可以采用大剂量激素冲击治疗来努力促进受伤脊髓或马尾神经功能的恢复。接着,待患者一般情况稳定后,即应早期行骨折的复位内固定术。如果患者骨折椎体碎裂不重或存在小关节的损伤或交锁,一般都采用后路手术进行撑开复位内固定术;如果前方椎体骨折严重,失去了承重能力,则可考虑一期或二期行前路重建内固定手术。如果患者仅为前、中柱的损伤,后柱完整,则可行一期前路减压内固定术。而如果骨折已为陈旧性,则应行后路的截骨矫形术。

(五)预后与康复

下胸椎和腰椎损伤的预后直接与脊髓或马尾神经损伤的严重程度有关。患者可以在术后早期进行肢体和二便功能的康复锻炼。神经不完全损伤的患者,术后可能会有一定程度的功能恢复,特别是术前损伤越轻的患者,术后恢复的可能性越大,愈后越佳。术后康复的功能锻炼也很重要,它可以帮助患者借助剩余的神经功能去完成和适应日常的生活。并且这类损伤的患者其上肢功能都保持完好,可以借助上肢的力量进行康复,并且可以自行运转轮椅生活。

第二节　强直性脊柱炎

一、概述

强直性脊柱炎是一种主要侵犯中轴骨骼，引起疼痛和进行性僵直的慢性炎症性疾病，该疾病主要侵犯骶髂关节、脊柱和髋关节，受累的脊柱和关节有迅速发生屈曲畸形骨性强直的趋势。强直性脊柱炎过去被认为是类风湿关节炎的一部分，但现代的研究表明强直性脊柱炎是一种独立的疾病，在风湿病学中将其称为血清学阴性的脊柱关节病。强直性脊柱炎的确切发病机制还不完全清楚，但与感染、遗传和自身免疫功能障碍有关。强直性脊柱炎有明显的家族聚集现象，与 HLA-B27 密切相关，强直性脊柱炎患者中有 88%～96%的 HLA-B27 呈阳性，流行病学研究表明遗传是一个发病因素。但 HLA-B27 阴性的人群中也会有强直性脊柱炎发生，说明其他因素如环境对疾病的发生也可能是必需的因素。有研究表明肠道肺炎克雷伯杆菌感染与疾病的活动有直接的联系。

二、病因病理

强直性脊柱炎患者初期呈进行性炎症反应，主要发生在脊柱关节，也常发生在髋关节和肩关节，很少影响到周围关节。早期的组织病理改变发生在骶髂关节，单纯的骶髂关节炎并不常见，病变沿脊柱向上发展。炎症的原发部位在韧带和关节囊的附着处，早期局部充血、水肿和炎性细胞浸润，肉芽组织形成，然后很快纤维化和骨化，继发的骨化和修补的新生骨导致骨质硬化和关节强直。脊柱的最初损害是椎间盘纤维环和椎体边缘连接处的肉芽组织形成。纤维环外层形成的韧带骨赘不断发展成相邻椎体的骨桥，小关节软骨破坏和椎体终板软骨新生骨的形成，造成小关节强直和椎体方形变，形成 X 线所见的典型的竹节样改变。随着病变的发展，椎体前方变短后方相对拉长，使脊椎正常生理曲线破坏产生后凸，这就是驼背产生的病理基础。再加上患者喜欢屈髋屈膝仰卧或枕高枕，以减轻疼痛和不适，这是驼背产生的诱发因素。在病程早期驼背是可复的，患者平卧后驼背可自行矫正或减轻，劳累后驼背可加重，休息后可减轻。当疾病发展小关节破坏硬化后，畸形便成为固定的。患者站立行走时，身体重心前移，在重力的牵引作用下畸形可进一步加重。由于肋骨横突关节强直，使胸廓的活动度消失，患者只能靠膈肌活动来维持换气。晚期患者严重的后凸畸形使胸壁和腹壁靠近，胸腹腔脏器受压，产生呼吸，循环和消化系统功能障碍。

三、临床表现

典型的强直性脊柱炎的发病年龄在15～20岁。无明显诱因出现腰背疼痛和僵硬，疼痛可涉及臀部或大腿后部，僵硬以晨起明显，活动后可有所缓解。随着病情的发展，轻微的体力劳动即可出现腰背疼痛，休息后也不缓解，腰背活动受限加重，逐渐出现胸腰椎后凸的驼背畸形。晚期患者整个脊柱强直，头部前伸，颈部强直，双眼不能直视前方，不能回头视物。双髋屈曲畸形，加重了驼背的程度。由于胸廓活动受限，呼吸功能下降。由于脊柱强直，易发生骨折。少数患者晚期会出现马尾神经功能障碍。强直性脊柱炎患者早期缺乏特异性的体征，主要表现为骨突部位的压痛，如跟骨、大转子、髂嵴、棘突和胸肋关节等部位，骶髂关节应力试验(Gaenslen征)阳性提示骶髂关节病变。晚期患者可见胸腰椎明显的后凸畸形，站立位患者胸椎后凸增加，腰前凸减少，髋关节的固定屈曲畸形也较常见。脊柱活动度明显下降甚至消失，腰椎活动度检查Schober试验可提示腰椎活动度明显下降。胸廓活动度下降，扩胸度明显下降甚至为0。强直性脊柱炎的关节外表现最常见的是急性前葡萄膜炎，典型表现是单侧急性发作、眼痛、畏光、流泪和视物模糊。临床实验室检查有80%的患者会出现血沉增快，RF阴性，血清肌酸磷酸激酶水平升高是疾病活动的较敏感和特异的指标。HLA-B27检测阳性对诊断强直性脊柱炎有意义，但并不能作为确诊的指标。影像学检查在疾病早期阳性结果很少，放射性同位素骨扫描能在X线改变出现之前证实骶髂关节炎。典型的强直性脊柱炎X线改变最早出现在骶髂关节，1966年制订的强直性脊柱炎纽约诊断标准将骶髂关节X线改变做如下分期：0级，正常骶髂关节；Ⅰ级，可疑或极轻微的骶髂关节炎；Ⅱ级，轻度骶髂关节炎，局限性的侵蚀，硬化，关节边缘模糊，但关节间隙无改变；Ⅲ级，中度或进展性骶髂关节炎，伴有以下一项或以上变化：近关节区硬化，关节间隙变窄或增宽，骨质破坏或部分强直；Ⅳ级，严重异常，骶髂关节强直，融合，伴或不伴硬化。早期脊柱的X线改变表现为胸腰椎椎体前角呈方形，椎体骨质疏松经常伴有椎体终板凹度减少。椎体旁骨化表现为韧带骨赘形成，在纤维环处形成，在椎体间形成骨桥，晚期形成脊柱竹节样改变。脊柱的后方结构包括椎间关节囊、棘间韧带、棘上韧带和黄韧带也会受到侵犯形成骨化，在X线上呈电车轨样改变。晚期胸腰段脊柱出现均匀的后凸，正常的生理性弯曲消失。强直性脊柱炎患者上颈椎可出现反常的过度活动，出现寰枢椎不稳定。强直性脊柱炎患者周围关节随着炎症的发展会出现骨量减少，关节侵蚀和骨化，后期出现关节融合。在周围关节中髋关节比其他关节更容易受到炎症的侵蚀破坏，引起双侧对称性关节间隙狭窄，软骨下骨不规则骨化，髋臼和股骨头关节面外缘骨赘形成，晚期出现髋关节强直。

四、诊断标准

强直性脊柱炎典型病例临床特征突出，本病主要依靠临床表现来诊断。具有诊断意义的临床特征包括炎性脊柱痛（40 岁前发病，隐袭起病，持续 3 个月以上，有晨僵活动后减轻）、胸痛、交替性臀部疼痛、急性前葡萄膜炎、滑膜炎（下肢为主，非对称性）、肌腱端炎、X 线示骶髂关节炎、有阳性家族史。修订的强直性脊柱炎的诊断标准如下。

临床标准：①下腰痛至少持续 3 个月，活动后可缓解；②腰椎在垂直和水平面的活动受限；③扩胸度较同年龄性别的正常人减少。

确诊标准：具备单侧 3～4 级或双侧 2～4 级骶髂关节炎，加上临床标准中的至少 1 条。

强直性脊柱炎的治疗目的是缓解疼痛和僵硬感。有研究表明强直性脊柱炎患者患病 20 年后仍有 85%以上的患者每天有疼痛和僵硬感，超过 60%的患者需要使用药物治疗。通过应用非甾体类药物可以很好地控制疼痛和僵硬感，但药物治疗的目的是使患者能够参加正规的运动锻炼计划，定期做运动锻炼对减少或防止畸形和残废是最重要的治疗方法。嘱患者必须直立行走，定期做背部的伸展运动。睡硬板床并去枕平卧，避免卷曲侧卧。劝患者戒烟，定期做深呼吸运动以维持正常的胸廓扩展度。游泳是强直性脊柱炎患者最好的运动方式。经常性的运动锻炼和非甾体类药物成功的治疗了大多数患者，但仍有部分患者需使用糖皮质激素和抗风湿药物（如柳氮磺胺吡啶、甲氨蝶呤等）。

五、治疗方法

大多数强直性脊柱炎患者不需要进行外科治疗，外科治疗适用于严重的固定屈曲畸形、脊柱骨折和脊柱椎间盘炎。强直性脊柱炎导致的固定屈曲畸形并不是都需要矫正，伴有严重疼痛和神经功能障碍的固定屈曲畸形是手术的适应证。当屈曲畸形进展终止后疼痛并不是患者最严重的症状，但当患者脊柱出现代偿性屈曲时常引起疼痛，特别是在颈椎保留一定的活动度出现过度前凸时。由于患者的脊柱处于融合固定的状态，在没有出现骨折和椎间盘炎时一般很少出现神经功能障碍。只有那些严重的屈曲畸形使患者不能向前直视，对日常生活带来严重限制的病例才需要手术矫正畸形。对脊柱严重的屈曲畸形同时伴有髋关节固定的屈曲畸形的病例，当髋关节有足够的活动度时，可以代偿脊柱的畸形，因此在进行脊柱矫正手术之前需先行髋关节置换手术。脊柱矫正术前对患者的脊柱的整体畸形情况和脊柱的平衡状况进行评价，有助于帮助术者选择最佳的截骨位置。术前应确定脊柱畸形的主要位置，在此位置截骨可以获得最大的矫正效果。

胸腰椎后凸畸形的患者可以分为两类：一类是单纯胸椎存在后凸畸形颈椎和腰椎前凸正常；另一类是整个胸腰椎存在后凸畸形腰椎前凸消失。对第一类患者只需要在胸椎的主要畸形部位进行截骨来矫正畸形，对第二类患者建议使用腰椎的伸展性截骨来矫正畸形。

现在常用的截骨方式主要有开放和闭合楔形截骨 2 种方式，同时配合以坚强的内固定和植骨融合。积水潭医院主要采用的是经椎弓根的闭合楔形截骨的方式，术中采用微型电动磨钻磨除双侧椎弓根，然后经椎弓根在椎体内行楔形截骨，在截骨完成后闭合截骨面，行椎弓根螺钉内固定。此种截骨方式在椎体内完成，避免了经椎间截骨导致术后椎间孔变小易产生神经根的嵌压。此种方法使脊柱短缩，避免了对脊髓和前方血管的牵拉，且截骨后接触面为松质骨，稳定性强，易于术后愈合。该方法使用微型磨钻进行截骨，有利于术中对截骨面的止血，减少了术中的出血量，且使用磨钻避免了使用骨刀等器械进行截骨时因震动产生脊髓损伤的可能性，但需要术者有熟练使用磨钻的经验。因强直性脊柱炎患者多存在明显的骨质疏松，不能提供坚强内固定所需的骨质，因此有时需要延长固定的节段以分散应力，降低内固定失效的风险。

因强直性脊柱炎患者脊柱强直，截骨处应力集中，因此术中需进行可靠的植骨融合，以降低术后植骨不愈合、假关节形成和内固定失效的风险。此类手术术后患者需佩戴定做的胸腰支具，以减少因术后患者下床活动产生的应力降低手术失败的风险。因椎体的宽度有限，因此单椎体截骨所能提供的矫正度数有限，根据积水潭医院的经验，一般最大矫正度数在 40°左右，有时为矫正更大屈曲畸形需进行多椎体截骨。文献报道截骨手术的并发症主要有脊髓损伤神经损伤、术后肺炎、肺栓塞等，手术麻醉风险大，因此术前对患者的全身情况需做全面评估。此外术后截骨处不愈合，内固定失效也有报道，这要求手术过程中对植骨融合应予以足够的重视，术后密切随访观察。

由于强直性脊柱炎患者脊柱处于强直状态无活动性，即使是发生轻微的损伤，也很容易发生脊柱骨折。这种骨折是继发于全面的骨质疏松和脊柱韧带骨化的病理性骨折，脊柱因为广泛融合失去正常的弹性而不能吸收损伤的能量。

骨折最常发生在胸腰结合部，其次是颈中段，由于骨量减少和畸形的存在，X线有时很难发现这种骨折，CT有助于诊断隐性骨折。严重的强直性脊柱炎骨折极不稳定，前方和后方韧带结构的骨化使脊柱变成一个僵硬的环，因此不会发生单柱骨折，一旦发生即为三柱骨折，极不稳定。强直性脊柱炎脊柱骨折伴随神经损伤的发生率高，有文献报道此类骨折合并脊髓损伤的发生率是普通人的2倍。由于骨折的不稳定性，对此类骨折应积极采用手术治疗，且因为骨质疏松的存在，较传统的骨折固定要延长手术固定的节段，同时注重术中的植骨融合。有些学者建议同时行前路植骨融合，术中也可以用骨折部位做后凸畸形的矫正。术后需要使用支具外固定直至骨折的完全愈合。

在强直性脊柱炎患者中脊柱椎间盘炎的发生率有报道为5%，有的学者报道可以高达23%。脊柱椎间盘炎可以无症状，但大多数患者会出现疼痛伴有畸形加重。现在大部分学者认为脊柱椎间盘炎是由于骨折慢性骨不愈合所形成的假关节。脊柱椎间盘炎的治疗原则与急性骨折类似，但应注意脊柱椎间盘炎在假关节部位是否存在局部狭窄，如存在狭窄可能，在手术固定的同时需行减压手术。

强直性脊柱炎患者累及颈椎常见的问题为寰枢椎半脱位、不稳定的枢椎下方的骨折畸形、寰枕关节破坏、固定的颈椎或颈胸连接处后凸畸形。颈椎坚固融合导致枕颈连接处应力增加，此外横韧带炎症反应和其骨性附着点的充血也容易导致寰枢椎脱位或半脱位。对有明显神经压迫症状的寰枢椎不稳定患者需手术治疗，建议使用Brooks法或Gallie法。如伴有寰枢椎不稳定的强直性脊柱炎患者的颈椎保留有一定的活动度，在术中可同时应用Magerl法，以加强寰枢椎的固定强度，提高融合率。但如果此类患者的颈椎僵直在前凸位，在施行Magerl手术时可能因缺乏入针角度而导致手术无法进行。寰枕关节破坏，其轻微的持续的活动可导致剧烈的疼痛，当药物治疗和颈托固定不能控制疼痛时，要进行枕颈融合术，具体术式建议采用枕颈钢丝固定或枕颈钢板固定。强直性脊柱炎患者出现颈椎后凸畸形，可导致视野显著受限，严重的可出现开口困难和颏触胸畸形。颈胸连接处的骨折容易被漏诊导致继发颈椎后凸畸形，对严重的后凸畸形可采用截骨术矫正后凸畸形，但此术式难度较大，风险高，需做好详细的术前评估和设计，并由有经验的医师施行。

六、预后和康复

强直性脊柱炎是一种炎症性疾病，主要引起疼痛和进行性僵硬，对该疾病应予以足够的重视，争取做到早期诊断。对早期患者应予以非甾体抗炎药物治疗以控制炎症，避免炎症对关节造成进行性破坏，导致晚期的脊柱强直，对早期患者应予以合理的指导，包括保持适当的姿势和伸展锻炼以预防脊柱畸形的出现。晚期患者出现严重的脊柱屈曲畸形时可采用外科手术矫正畸形，改善患者的生活质量。

第三节　颈 椎 病

一、概述

颈椎病是指颈椎间盘退行性改变及继发椎间关节退行性改变所致脊髓、神经、血管损害而表现的相应症状和体征。颈椎病这一名词在我国已经沿用多年，近年来，很多学者开始倾向于使用“颈椎管狭窄症”这一概念，指除颈椎间盘突出症和后纵韧带骨化症外，由颈椎骨性或软组织结构的退行性改变导致椎管狭窄，颈髓或神经根受压迫而产生相应临床表现。

二、病因病理

颈椎病好发节段依次为 $C_{5/6}$、$C_{6/7}$、$C_{4/5}$，严重者可延及颈椎多节段。颈椎是脊柱中活动度最大的节段，运动负荷引起椎间盘退变、椎间隙变窄、椎体边缘产生骨赘(尤其后缘及后侧方钩椎关节增生的骨赘意义更大)，退变过程还包括前后纵韧带、黄韧带变性松弛，引起椎体排列不良，最终产生颈椎管狭窄或椎间孔狭窄，压迫相应节段脊髓或神经根产生症状。另外颈椎退变也可能造成对椎动脉或交感神经的压迫和刺激。急慢性损伤可使已退变的颈椎损害加重而提前出现症状。发育性颈椎管狭窄(椎管矢状径＜12 mm)的患者脊髓症状出现得早，病情较重。

三、临床表现

颈椎病临床分型方法不尽相同，多用以下分型：神经根型颈椎病、脊髓型颈椎病、交感神经型颈椎病、椎动脉型颈椎病等。以前两型的诊断已明确达成共识，在这里着重讨论。颈椎病产生的颈部、神经根、脊髓症状与体征与颈椎间盘突出症类似，后者发病更急，发病年龄更年轻。

(一)神经根型颈椎病

神经根型颈椎病是指颈椎椎间盘退行性改变及其继发性病理改变所导致神经根受压引起相应神经分布区疼痛为主临床表现的总称。欧美发病率较高。颈椎椎间盘的退行性改变是颈椎病发生发展病理过程中最为重要的原因,在此基础上引起一系列继发性病理改变,如相邻椎体后缘及外侧缘的骨赘形成,关节突关节及钩椎关节的增生肥大,黄韧带的增厚及向椎管内形成皱褶,以上这些因素与椎间盘突出均可对颈神经根形成压迫。而颈椎椎管的发育性狭窄以及在椎间盘退变基础上发生的颈椎不稳也是造成颈神经根压迫的因素。好发年龄为40~50岁,以男性居多,与长期伏案等生活方式有关。症状可为一侧或两侧,通常为单根神经根受累,也可由多节段病变致2根或多根神经根受压。

神经根型颈椎病临床上症状发作过程可为急性或慢性。急性发作者年龄多在30~40岁,常发生于颈部外伤之后数日或以往有颈部外伤史。症状以疼痛为主,多先有颈肩痛,短期内加重并向上肢放射,其范围与受累神经根支配的皮节相一致,有神经定位价值。皮肤可有感觉麻木、过敏等表现,个别疼痛严重者呈强迫体位,如肩关节上举等。早期可有对应肌肉的痉挛疼痛,严重者出现肌无力,病程长的可出现肌萎缩。而病程表现为慢性者多由急性发展而来,相当一部分患者为多根神经根受累。年龄多高于急性发作患者,表现为颈部钝痛及上肢放射痛,并可有肩胛部麻木感。

颈痛是颈椎椎间盘疾患最为常见的临床症状,但并非神经根型颈椎病所特有。疼痛可向肩部及肩胛骨内侧放射,也可伴有颈椎活动受限、椎旁肌肉痉挛以及椎旁压痛等,同时伴有头痛症状者也并非少见。疼痛的原因目前尚不明确,可能与颈椎椎间盘纤维环及韧带中非特异性感觉神经受到刺激有关,也可能与椎旁肌肉痉挛有关或与继发于小关节的骨性关节炎有关。根性痛是神经根型颈椎病最重要的临床表现,有时甚至是唯一的临床表现。由于多为单根神经根受累,疼痛常局限于颈、胸或上肢某一特定区域。颈椎旋转、侧屈或后伸可诱发根性痛或使其加剧。

查体中可发现颈肌痉挛,颈椎活动度下降,Jackson征、Spurling征阳性。相应神经根支配的部位皮肤感觉下降,肌肉无力萎缩,腱反射低下。具体检查方法如下。

(1)Jackson征:头正位略后仰,下压头部,颈背及臂放射痛为阳性。

(2)Spurling征:主要是用于检查神经根在根管通路上是否受到压迫。检查方法为头向一侧和后方压迫,出现同侧上肢放射样疼痛者为阳性。此动作可以使同侧的神经根管明显变窄，神经根型颈椎病是由于在根管部位神经根受到增生的骨赘或膨出的间盘的压迫而出现症状。这个检查是通过促进压迫加重使症状表现出来，是鉴别神经根型颈椎病和脊髓型颈椎病的重要检查。

（3）颈牵引征：上牵头颅，颈及臂痛有缓解为阳性。

（4）测量肌力最好让患者采取卧位。0 级：无肌肉收缩；1 级：有肌肉收缩，无关节运动；2 级：可有关节运动，但是不能抵抗重力；3 级：可抗重力，不能克服抵抗力；4 级：可以克服一定的抵抗力；5 级：足够克服抵抗力。肌力减退程度较轻时对上肢运动影响轻微，而病程进展缓慢时受损肌肉的功能尚可被其他肌肉代偿，患者常不易察觉，因此系统详细的体检对于诊断具有重要意义。腱反射有时可减弱，体检时应注意与对侧相比较。

（5）在影像学上，X 线片显示颈椎生理曲度消失，椎间高度下降，关节突关节、钩椎关节骨质增生，椎间孔变窄等征象。根据颈椎过屈过伸侧位片可对颈椎稳定程度进行判断。其判断依据主要有两椎体水平移位＞3.5 mm 及相邻两椎间隙成角相差＞11°。CT 扫描可见突出的椎间盘组织呈密度增高影，而 CT 显示椎间孔的骨性结构尤其出色。遗憾之处是神经根与椎间盘及黄韧带等在密度上差别不如腰椎明显，CTM 可弥补这一不足。MRI 颈椎椎间盘的信号一般要强于腰椎，其中央的髓核信号明显强于周围纤维环。脊髓组织信号为中等强度，其周围的脑脊液及硬膜囊信号较低。在 T_2 加权图像上，椎间盘的信号较 T_1 加权像明显增强，退变后的椎间盘信号则明显降低。MRI 可较为准确地显示突出的颈椎椎间盘组织对神经根的压迫，其中以轴位像更具诊断价值。但在钩椎关节增生肥大时与突出的椎间盘在 T_1 加权像上较难区分。

（二）脊髓型颈椎病

脊髓型颈椎病的基本原因是颈椎退行性变。其发病始于脊髓的外在因素，累及脊髓周围的骨与软组织，引起脊髓功能障碍。早期病变为退行性变，反应性骨质增生加大椎体在椎间盘水平的矢状径线。所形成的软骨骨赘向后突入椎管，减少脊髓的有效空间和血供。椎间隙狭窄又导致钩椎关节重叠，椎间关节骨关节病。来自钩椎关节和椎间关节的骨赘进一步减小椎管和神经孔的径线。黄韧带失去弹性、增厚、突入椎管是脊髓侧后方的重要压迫因素。这些机械因素对脊髓型颈椎病病理生理学起到重要作用，可分为静态和动态 2 种因素。最重要的静态因素为椎管大小。发育性椎管狭窄被认为降低了各种结构压迫脊髓的累积效应引起症状和体征的阈值。其他静态因素为椎间盘突出、黄韧带增厚、钩椎关节及椎间关节骨赘等。动态因素主要为退变、炎症或创伤，这些因素引起韧带松弛，半脱位和对脊髓的“钳压”作用。即使无运动异常，椎体后缘骨赘及椎板或黄韧带的前突也会产生类似的“钳压”机制。脊髓型颈椎病的发作也与外伤有关，并且亚洲人发病率较高。

脊髓型颈椎病的临床表现复杂，颈部发现脊髓受压的部分与临床表现有一定的规律，并对此进行分型。

颈部Ⅰ型：脊髓中心部灰质受压。

颈部Ⅱ型：扩大至侧索的后侧白质。

颈部Ⅲ型：扩大至全部侧索，多数患者上肢症状初发，指尖麻木，手笨拙感，继而出现步态不稳，痉挛步态，甚至大小便障碍等。查体表现为髓节障碍和白质障碍两大部分。髓节障碍为上颈髓灰质髓节分布区的感觉减退、肌力下降、肌肉萎缩、腱反射障碍。白质障碍为病变以下平面出现肌张力增高，腱反射亢进，病理征阳性。一些相应特殊检查方法如下。

(1)闭目难立征(Romberg 征)：直立，双足并拢，双臂前平举 15 秒，不稳为阳性。

(2)直线连足征：双足交替，足跟贴足尖行走，不稳为阳性。

(3)Lhermitte 征：让患者屈曲或后伸颈部，出现沿着颈背部放电样疼痛的状态为阳性。Lhermitte 是一名神经内科医师，他发现脊髓侧索硬化等脊髓白质处于炎症状态时，做屈颈动作可以诱发患者出现沿着颈背部向下方的过电样疼痛。颈椎屈曲和伸展可以使颈髓移动，而脊髓又是被齿状韧带固定于硬膜，因此会出现微小的牵动。正常时这样的牵动不会有异样的感觉，但是脊髓白质炎症状态时，兴奋域值很低，会出现放电样的感觉。

(4)10 秒手指屈伸试验：可判断脊髓内部髓节间的联络功能。检查方法为让患者用最快的速度屈伸手指，每一次必须完全伸直和屈曲，如果 10 秒钟 20 次以下为异常。伸直手指时需要屈曲的拮抗肌的同时松弛，反之亦然。这需要脊髓灰质的邻近髓节之间的迅速信息交换。如果脊髓受压导致髓节之间的联系不畅，手指屈伸的灵巧运动就会受限。

(5)小指逃避征：让患者伸直双手手指，并手指并拢，小指不能合并为阳性。此征反映了手内在肌肌力下降，小指表现最明显。

(6)Hoffmann 反射：可了解是否出现上位运动神经元的功能障碍。检查方法为将患者的中指掌指关节背伸，余指放松。迅速向掌侧弹拨中指末节，如果出现拇指内收动作为阳性。一般认为这是上肢的病理征的表现。有人认为其实只不过是上肢肌腱反射亢进的一种表现。因此阳性不一定有临床意义，但是如果强阳性或是单侧阳性就有重要的临床意义。

(7)Wartenberg 征:可了解是否出现上位运动神经元的功能障碍。检查方法为将检者的拇指放在患者的 2～5 指的末节掌侧,用检查锤敲击,如果出现患者拇指屈曲动作为阳性。Wartenberg 征比 Hoffmann 征反射更容易出现。因此不够准确。一般认为这是上肢的病理征的表现。有人认为其实只不过是上肢肌腱反射亢进的一种表现。因此阳性不一定有临床意义,但是如果强阳性或是单侧阳性就有重要的临床意义。

(8)Barre 征:①臂征,双臂前平举,前臂旋前,一段时间后肩及腕下垂为阳性。②腿征,俯卧,屈膝 45°,一段时间后膝及踝下垂为阳性。

(9)Babinski 征:沿小趾侧刺划足底并转向大趾侧,大趾背伸,其余四趾扇形张开为阳性。

(10)Chaddock 征:沿小趾侧刺划足背并转向大趾侧,大趾背伸,其余四趾扇形张开为阳性。

(11)髌阵挛:股四头肌放松,突然下推髌骨并固定,四头肌不自主收缩带动髌骨跳动为阳性。

(12)踝阵挛:小腿三头肌放松,突然背屈踝关节,三头肌不自主收缩带动踝关节跳动为阳性。

在影像学上,X 线片表现与神经根型相似。脊髓造影可动态观察脊髓受压情况。CTM 可以在横断面观察脊髓受压情况。MRI 可显示脊髓的整体观,髓内的信号改变有利于病变性质的判断和神经定位。

四、鉴别诊断

中年以上的患者,根据病史、体检以及影像学检查,不难作出诊断。但不能忽视与脊髓、神经根本身的病变进行鉴别诊断。诊断神经根型颈椎病时应注意排除以下疾患。

(一)脊髓型颈椎病

当脊髓型颈椎病表现为一侧上肢症状时容易混淆,此时查体白质障碍表现及 MRI 检查所提供信息常具有重要价值。神经根型颈椎病还可与脊髓型颈椎病同时存在。

(二)胸廓出口综合征

主要病因包括颈肋、前斜角肌肥厚以及锁骨、肩胛骨喙突或第 1 肋骨畸形愈合或不愈合等。最常见的症状为上肢的疼痛、麻木或疲劳感,其次为肩部和肩胛部的疼痛，再次为颈部的疼痛。根据受压成分的不同可以神经、动脉或静脉受压症状为主，其中多数主要表现为神经受压症状，以臂丛下干受累机会为多，故常表现为尺神经支配区的损害症状。常用体检方法包括 Morley 试验、Adson 试验、Wright 试验、Eden 试验及 Roos 试验等。Wright 试验：坐位，挺胸，头后仰转向对侧，肩过度外展外旋，前臂旋后，桡动脉减弱或消失。本症的诊断应根据临床症状及上述试验结果综合判断，常规摄 X 线片，必要时可行血管或臂丛造影及神经电生理检查。

(三)肩部疾患

如肩关节周围炎、肩袖损伤等。以肩部疼痛、活动障碍为突出症状，二者可合并存在，肩关节造影及 MRI 检查有助于明确诊断。

诊断脊髓型颈椎病需从髓节障碍和白质障碍两大方面进行鉴别。

(1)有髓节障碍可考虑中下位颈髓同部位的其他疾病；枕骨大孔部的肿瘤，可出现类似下位颈髓的定位症状，但是有面部的葱皮样和颈后部的感觉障碍。

(2)只有白质障碍可考虑颅内病变、多发脑梗死、高位颈椎畸形、肿瘤、颈胸椎后纵韧带骨化、胸椎黄韧带骨化等。

五、治疗

(一)非手术治疗

休息，制动，临床多用颈托限制颈椎的过度活动。牵引治疗适用于脊髓型以外的颈椎病，可松弛肌肉，减轻对神经根的刺激，加速炎性水肿的消退。颈牵引征阳性患者适于此项治疗。药物治疗多用非甾体抗炎药、肌肉松弛剂及镇静剂进行对症治疗。神经根型还可行神经根封闭或颈硬膜外注射皮质类固醇，但有一定的危险性。

(二)手术治疗

诊断明确，非手术治疗无效，或反复发作，或脊髓型颈椎病症状进行性加重者适合手术治疗。按手术入路分为前路和后路手术。

1.前路手术

适合颈椎间盘突出症，压迫节段不多于 2 个间隙的脊髓型颈椎病。首先要充分减压，然后要进行有效的融合，最传统的方法是植入三皮质自体髂骨，选择使用微型磨钻进行前路的矩形减压，要求切除骨性终板，两侧钩椎关节后缘的骨赘。亦可使用珊瑚人工骨加钛合金板进行融合手术。近年又进行人工间盘置换术，获得了较好的手术效果。

(1)矩形减压，珊瑚人工骨植骨钛板固定术手术方法：手术为了安全和无痛，原则上选择全麻的方法。手术前没有必要进行推拉喉结的练习。为了手术部位的美观，均采用颈前横切口。体位采取仰卧位。头部轻度后伸，向手术入路侧的对侧旋转 30°。头部要固定。两肩使用宽胶带向尾侧牵拉并绑缚在手术床缘。入路应该分层次清楚切开颈阔肌，在胸锁乳突肌前缘钝性分离至颈椎前缘。使用曲形针头插入手术间隙透视或拍 X 线片确认间隙的正确性，这一过程非常重要，即使凭照经验找到手术间隙也不能省略此过程。在两侧的颈长肌内缘分离后，使用自动颈椎前路拉钩暴露切口。自 1995 年使用 CASPAR 自动拉钩，可以防止损伤颈部重要组织和节省助手的劳动。使用 15 号刀片自双侧钩椎关节内缘切除颈椎间盘。并用刮勺清除残余软骨终板。用专用椎体撑开器，适当撑开椎体，用微型磨钻切除上下骨性终板，特别注意切除后缘骨赘。剩余骨片用 2 mm的椎板咬骨钳和髓核钳切除。选择适当的珊瑚人工骨块植入间隙，放松撑开器，使上下椎体加紧植骨块。选择合适的钛合金板进行固定。放置引流后缝合伤口。手术后颈托固定 3 个月。手术第 2 天下地开始功能锻炼。

(2)颈椎人工间盘置换术：手术适应证基本是过去的短节段前路融合手术适合的病例，但是原来单节段邻近间隙不好的病例融合选择比较困难，人工间盘反而容易决定。具体适应证：①颈椎间盘突出症；②单节段或双节段的颈椎病压迫脊髓或神经根，或明确造成顽固的交感神经型颈椎病的节段。

不应选择的条件：①明显的广泛颈椎管狭窄；②外伤性脱位骨折；③明显的颈椎不稳定；④准备手术的间隙活动已经消失；⑤颈椎后纵韧带骨化症。此外一个明确的颈椎间盘假体置换手术的禁忌证就是骨质疏松，因为椎间盘假体上、下两侧的金属终板有陷入邻近椎体的可能。

颈椎人工间盘置换术手术方法：术前根据 CT 扫描图像，确定准备植入的假体的直径。手术在全麻下进行，患者取仰卧位，头部中立位，用宽胶布固定头部和双肩，牵引下颌。C_6、C_7 节段取颈前左侧横弧形切口，其余节段取颈前右侧横弧形切口。逐层分离，显露椎体后，于病变间隙插入标记针，C 形臂机透视确定位置后放置 Bryan 间盘操作系统，切除病变椎间盘。用椎间撑开器撑开，安放双通道打磨导向器，确定磨削深度后，用盘状磨头精确打磨出人工椎间盘植入面的外形，使之与植入物能够严密配合。用磨钻磨除骨赘，取出后突的间盘组织并切开后纵韧带充分减压。在人工椎间盘假体中灌注无菌生理盐水并密封后，植入假体，C 形臂机透视确认位置满意后，按常规关闭切口。手术后颈托固定 2 周。

手术第 2 天下地开始功能锻炼。

2.后路椎管成形手术

基本目的是通过椎板减压间接解除对脊髓的压迫。适合发育性颈椎管狭窄症、压迫节段超过 2 节的脊髓型颈椎病和后纵韧带骨化症。常见的术式包括平林法及黑川法。北京积水潭医院在后者的基础上进行了改进,用珊瑚人工骨桥替代了取自体骨,术式称为颈椎棘突纵割式椎管扩大珊瑚人工骨桥成形术。

(1)平林方法:切除棘突,将一侧椎板根部切开,对侧椎板根部用咬骨钳咬薄形成合叶,将椎板向一侧翻开并用线悬吊。方法简单,但是椎板开大的多少不好掌握,且容易出现神经根减压综合征,轴性痛比较常见。

(2)黑川方法:保留棘突,使用细钻头将棘突从中线劈开,再椎板两侧的根部用微型磨钻制作纵沟,形成合叶。将椎板向两侧分开棘突间植入髂骨块用钢丝绑缚固定。

(3)颈椎棘突纵割式椎管扩大珊瑚人工骨桥成形术:首先使用特殊线锯一次性将 5 个棘突全部切开,使用微型磨钻制作两侧合叶,制作楔形珊瑚人工骨块置入棘突之间,用 10 号丝线绑缚固定。为了减少轴性头痛,采用颈椎棘突纵割式椎管扩大珊瑚人工骨桥成形术Ⅱ型方法:C_3椎板单纯切除以保障颈半棘肌不被破坏;C_7棘突很重要,予以保留,只进行椎板拱形潜行切除。效果很好。术后颈托固定 2 周,第二天起床锻炼。

骨与关节缺血性疾病

第一节　儿童股骨头坏死

儿童股骨头坏死是一种自限性疾病，病变部位在股骨头的骨化中心，它的特征是股骨头缺血及不同程度骨坏死，而骨的坏死与修复又同时进行，骨质最后能完全恢复正常，但骨骼的形态留有不同程度的畸形。多发于2～12岁儿童，大约80％患者是在4～9岁年龄段发病。多为单侧发病，双侧病变只占12％左右。病因尚不清楚，通常认为与遗传因素、股骨头血供特点、创伤、内分泌因素、环境因素等因素相关。其治疗方法很多，治疗后容易出现股骨头畸形、包容不好、短缩等后遗症，致残率较高。

一、诊断

(一)临床表现

起病隐匿，初期症状很轻，往往被患儿和家长忽视。只是由于其他原因摄片时才发现，或个别直到成年后发生骨性关节炎时才就诊。跛行和患髋疼痛是本病的主要症状。跛行为典型的疼痛性跛行步态，即患儿为缓解疼痛所采取的保护性步态，主述的疼痛部位常在腹股沟部、大腿内侧和膝关节。跑步或行走过多时，可使疼痛加重，休息后明显减轻。

查体可发现髋关节各个方向活动均有不同程度的受限，尤其外展和内旋活动受限明显，而且髋关节活动能诱发疼痛。早期髋关节周围肌肉出现痉挛和轻度萎缩，髋关节前方可有深压痛，并出现轻度屈曲和外展畸形。晚期可有髋关节积液。

(二)辅助检查

X线检查是临床诊断股骨头缺血性坏死的主要手段和依据。定期投照双髋关节正位和蛙位X线片，可动态观察病变全过程中股骨头的形态变化，且每一阶段的X线片均能反映出病理改变。

（1）滑膜炎期：X线片上主要表现为关节周围软组织肿胀，同时股骨头向外侧轻度移位，但一般不超过3 mm。

（2）股骨头骨骺受累早期：坏死前期的X线片征象，关节间隙增宽，股骨颈上缘呈现圆形凸起（Gage征）。正位X线片显示股骨头向外侧移位2～5 mm。随后出现部分骨骺或整个骨骺密度增加。

（3）坏死期：X线特点是股骨头前外侧坏死，在正位X线片上观察出现不均匀的密度增高影像。

（4）碎裂期：X线片上显示硬化区和稀疏区相间分布。

（5）愈合期或后遗症期：X线片上可见股骨头呈卵圆形、扁平状或蘑菇形，并向外侧移位或半脱位。髋臼也出现代偿性扩大，内侧关节间隙增宽。

二、分型

（一）Catterall分型

该分型对临床选择治疗和判断预后，具有指导意义。

Ⅰ型：股骨头前部受累，可见股骨头骨骺密度相对增高，但不发生塌陷。

Ⅱ型：部分股骨头发生坏死，超过1/2，坏死部分密度增高，同时在坏死骨的内侧和外侧有正常的骨组织呈柱状外观，能够防止死骨的塌陷，对预后具有很大的意义。

Ⅲ型：约3/4的股骨头发生坏死。股骨颈宽粗，预后较差。

Ⅳ型：整个股骨头均有坏死。

（二）股骨头外侧柱分型

该分型是1992年由Hering提出的一种新的分型方法。根据外侧柱受累的程度将本病分为三型。

Ⅰ型：外侧柱未受累，预后好，股骨头无扁平。

Ⅱ型：外侧柱受累，其被压缩塌陷的程度低于正常外侧柱50%，预后尚好，股骨头无扁平。

Ⅲ型：外侧柱受累，其压缩塌陷的程度＞50%，预后差，股骨头扁平。总之，外侧柱受累程度越重，预后越差。

（三）磁共振

磁共振对诊断骨缺血性改变有重要价值，可以早期作出诊断。

(四)核素检查

核素检查既能测定骨组织的供血情况,又可反映骨细胞的代谢状态。

(五)关节造影

关节造影能够早期发现股骨头增大,有助于观察关节软骨的大体形态变化,并且可明确早期股骨头覆盖不良的原因。

三、治疗原则与方法

非手术治疗包括包容治疗、功能性生物塑形疗法、牵引疗法、物理疗法、中医药治疗。

手术治疗包括增加股骨头包容的手术,如单纯行髋臼造盖、骨盆截骨术、转子部截骨术;改善股骨头血供的手术如滑膜切除术、开窗减压松质骨植骨、股骨头减压术、股骨头内血管束移植术、带血供的骨瓣移植术、吻合血管腓骨移植、介入疗法、药物病灶内灌注治疗;促进股骨头成骨的手术;预防股骨头塌陷的手术;股骨头颈矫畸的手术。

治疗目的:保护股骨头,消除影响骨骺发育和塑型的不利因素,减少负重和损伤,防止或减轻股骨头继发畸形,使股骨头逐渐恢复正常。在给予任何治疗之前,首先要恢复、维持髋关节功能,缓解由于髋关节刺激引起的疼痛、外展、内旋活动受限。恢复髋关节功能,有助于滑液对软骨的滋养作用,避免股骨头的畸形。本病的疾病过程及治疗方法的选择是需要大量和长期的临床观察。学者认为:在本病的病因尚未明确以前,特别是有创性大手术及远期疗效不确定,建议不要采用创伤大的手术治疗为好。

(一)非手术治疗

病变处于 Catterall Ⅰ～Ⅱ型、Herring A 型、Salter-Thompson A 型且年龄小于 6 岁的患儿可用外展位牵引、石膏固定、外展支架或矫形器矫正等治疗。

1.卧床休息和牵引

卧床休息和牵引能缓解疼痛、增加髋关节活动范围。这也是进一步手术治疗的基础,对不能立即确诊的病例,既是观察又是治疗。

2.矫形支具

目前最常用的方法是使用外展矫形支具,其优点在于不固定膝关节和踝关节,患儿能够独立行走和活动。

3.石膏固定

一般选择 Petrie 外展石膏固定制动。对Ⅰ、Ⅱ期病例,有显著疗效,这与早期股骨头病理改变轻，头臼包容较好，通过制动为其自愈提供静态修复环境，促其早期病例自然修复。每次固定时间以2～3个月为宜。若需继续固定，则要拆除石膏休息数天，然后再次石膏固定，这样能防止膝关节僵硬和关节软骨变性。双下肢管形石膏，外展30°～50°，固定1.5～2年，效果良好。

4.高压氧治疗

高压氧能明显促进毛细血管新生和骨质形成，增加血氧含量，改善缺血组织的供氧，此外高压氧能增强吞噬细胞的活力，有利于坏死骨组织的清除。高压氧治疗的疗程必须充分，通常需要连续治疗2～3个月，严格限制患肢负重也是治疗成败的重要因素。

5.中药治疗

中医治疗儿童的股骨头缺血坏死是根据辨证选用适当的方药，促进坏死股骨头血管再生，促进成骨，加快修复。治疗儿童股骨头坏死以活血、通络、止痛为大法，选用大量的活血化瘀药物以达到缓解疼痛、促进血管再生和侧支循环形成为目的。气血不足型以活血养血健脾为基本治法，应用活血养血药物；肝肾不足型则以益气养血、补肾壮骨为治则，应用强筋壮骨、补益肝肾的药物强化新骨、恢复改善关节功能。中药活血化瘀药物能抑制血小板聚集，抗血栓形成，降低血液黏度，纠正脂质代谢紊乱，防止脂质在髓腔内堆积，并且能改善骨内微循环及血液流变学状态，创造有利于新生骨生长、修复骨坏死的条件，从而预防和治疗股骨头坏死。

(二)手术治疗

手术治疗与非手术疗法一样，其目的也是为了增加股骨头的包容，保持股骨头的形态。将增加股骨头的包容，防止股骨头早期塌陷，减轻晚期的畸形程度，称为抑制治疗。虽然通过非手术治疗，也能实现抑制治疗的目标，但治疗周期较长，患儿难以坚持，而有的手术治疗则可明显缩短疗程，且效果更为确实。

一般认为，年龄＞8岁、病变处于Catterall Ⅱ～Ⅲ期以上、髋关节半脱位、Herring C型、有临床危象征（髋关节疼痛、功能受限）的患儿应该积极采取手术治疗。尽管目前手术方法不统一，但按其治疗观点主要可概括为4类：①增加对股骨头的包容；②减少对股骨头的机械压迫；③降低骨内压和关节内压；④改善股骨头血循环。常用术式有髓芯减压、血管束植入、股骨上端内翻截骨术、髋臼造盖成形术、Salter截骨术、Chiari骨盆截骨术及三联骨盆截骨术等。

1.股骨头经皮钻孔术

其可以达到减压目的，对于Ⅰ、Ⅱ期病例可以作为治疗选择之一。对于股骨头开窗植入松质骨，经股骨颈开窗减压，清除死骨，囊性变骨组织，在X线电视屏监视下达骺板远端，但不通过骺板，然后植入髂骨外板松质骨碎屑，窗口处覆盖一大小适宜的髂骨外板，缝合固定在关节囊下方。此方法通过减轻股骨头内压，改善股骨头内骨结构，促使周围血管增生活跃，同时又刺激骨骺细胞增生，以利于坏死修复。该方法简单易行，减少了单纯减压不能彻底清除死骨的弊端，同时也减少了髓芯减压术开窗处骨折并发症的发生。此法适用于Catteran Ⅰ、Ⅱ、Ⅲ期。

2.滑膜切除术

髋关节滑膜切除为国内较早治疗儿童股骨头坏死的方法之一。

(1)手术指征：①Ⅱ型和Ⅲ型病变；②12岁以下的儿童；③早期的Ⅳ型病例。对合并有股骨头扁平畸形或半脱位的病例，除作滑膜切除外，有的学者主张同时做骨盆截骨术，使股骨头完全容纳在髋臼内，以利于股骨头与髋臼相互塑型。但对下列情况不宜行滑膜切除：Ⅱ型病变可经保守治疗治愈；12岁以上儿童病变较轻者；Ⅳ型病变骨骺已闭合并有蘑菇状畸形者，滑膜切除无效。

(2)手术要点：前外侧入路显露髋关节，T形切开关节囊，观察滑膜的病理变化。对病变较轻者，次全切除关节滑膜组织。若病变严重，则切除全部滑膜，将髋臼内纤维组织和脂肪组织彻底清除。

(3)术后处理：术后用单髋"人"字石膏固定3个月。去除石膏后练习髋关节和膝关节功能活动。待髋关节功能和坏死的股骨头恢复到一定程度后，即可逐渐负重行走。

3.股骨上端内翻截骨术

(1)手术指征：①Catterall的Ⅱ、Ⅲ型和Ⅳ型但未合并严重扁平髋者；②8～10岁儿童，因精神心理或其他因素，不能采用支具或石膏固定实现股骨头包容的Ⅱ型病变；③髋关节造影在下肢中立位X线片显示股骨头包容不好，但髋关节在外展内旋位时股骨头可完全被髋臼包容或伴有前倾角过大和CE角较小者。本术式由于可能发生股骨大粗隆上移，可产生臀中肌无力及肢体短缩和髋内翻等并发症，因此近年来，临床应用有逐渐减少趋势。

(2)手术方法：手术选择髋关节外侧入路显露大粗隆区。在大粗隆下用电锯或线锯截除一基底在内侧的楔形骨块。楔形骨块基底高度决定着内翻角度的大小。根据术前外展内旋位X线片估计和计算内翻截骨的角度，多数学者的经验是，截骨术后颈干角在110°左右较为适宜。采用四孔钢板内固定。术后髋人字石膏固定6～8周，X线片证实骨愈合后拆除石膏，鼓励患儿下床活动。

4.Salter 髂骨截骨术

具有增加髋臼对股骨头的包容，增长肢体长度和不需二次手术取内固定物等优点。

(1)适应证：整个骨骺受累的 6 岁以上儿童，或有髋关节半脱位者。但这一手术有不能充分覆盖股骨头、增加髋臼或股骨头的局部应力、加剧股骨头缺血性病理改变、产生患侧肢体相对延长等缺点。

(2)手术方法：采用髋关节前外侧途径显露，骨膜下剥离髂骨内外板，直达坐骨切迹。用直角钳把线锯通过坐骨切迹引出，然后在髂前下棘水平截断髂骨。当将髋关节和膝关节屈曲后，截骨处可自然张开，用巾钳向前外牵开截骨远端。同时在同侧或对侧髂骨翼切除 2 cm×3 cm 大小的楔形全厚骨块，嵌入截骨断端，并用 2 根螺纹针固定，针尾露出皮肤之外，以备日后拔除。也可使用钢板螺丝钉做内固定。

术后单侧髋"人"字石膏固定 6 周，X 线片证实截骨愈合后拔除内固定针，拆除石膏固定。此时可令患儿负重行走。

5.带血管蒂、带肌蒂骨块移位术

其特点是清除死骨，彻底减压，重建头骺血循系统，可在股骨头坏死区植入大量成骨效应细胞，加速新骨形成。如选择缝匠肌骨瓣移植，切取髂前上棘骨块植入股骨头颈部，可取得一定疗效，但髂前上棘连带骨骺软骨被切除，可能会出现儿童骨盆发育形成相对不对称。缝匠肌移位对儿童下肢肌肉平衡发展亦有一定影响，因此应慎重应用。

6.吻合血管腓骨移植

取小腿中上 1/3 部位，腓骨连同腓动静脉植入股骨头颈部前外上方，腓骨动静脉与旋股外动静脉相吻合。腓骨植入可刺激骺板生长活跃。同时，腓骨为坚质骨，支撑力强，增强了股骨颈部的应力，可预防股骨头颈部变大变粗，甚至畸形，有利于压缩和变形的股骨头再塑形，适合 Catterall Ⅱ、Ⅲ、Ⅳ期病例。对于髋臼不能覆盖股骨头者，可同时附加骨盆截骨或粗隆下外展截骨，以改善股骨头的负重点和包容状态。

近年来还有用钽棒微创植入结合自身干细胞联合移植治疗Ⅱ～Ⅲ期股骨头坏死报告，近期效果满意，远期疗效有待观察。

7.介入治疗

通过介入治疗来解决股骨头的血循环障碍，直接将溶栓剂大量注入股骨头供血动脉内，疏通髋关节附近的微血管，改善患肢骨的血液供应，继而增加侧支循环和疏通股骨头血管，使坏死骨逐渐被吸收，新骨形成，股骨头得以修复。

第二节　腕月骨缺血性坏死

腕月骨缺血性坏死也叫月骨软化症或金佰克病，为上肢骨中最常见的缺血性坏死之一，常引起腕关节疼痛，腕骨塌陷和腕关节退行性骨关节炎。

一、病因及发病机制

有关腕月骨坏死的病因仍不清楚，各家报道不一，但普遍认为与慢性损伤、骨折有关。

（一）原因分析

（1）损伤导致月骨滋养动脉闭锁，发生月骨缺血改变，进一步发展出现月骨缺血坏死。

（2）另有学者认为本病与尺骨末端较桡骨相对过短，桡骨作用于月骨的应力增加有关，长期的应力作用导致月骨劳损，滋养动脉损伤，出现无菌性坏死。

（二）发病机制

（1）月骨血供损伤导致继发性骨坏死和骨折。

（2）月骨骨折损伤月骨血供。

（3）反复应力作用于三角纤维软骨附着桡骨缘相对应的月骨致皮质下骨微小骨折。Gelberman 闭用新鲜骨研究血管解剖，月骨的骨外血供是很丰富的。月骨内的血供分为 3 种类型："Y""X""I"。月骨邻近桡骨的软骨下骨有相对缺血区，反复微小的创伤可能损伤骨内血供。

二、诊断要点

通过仔细询问病史，认真分析临床表现，结合 X 线检查，必要时做 MRI 检查，可以作出诊断。

（一）临床表现

本病好发于 20～30 岁的手工业工人。男性发病为女性的 3～4 倍，右侧发病为左侧的 5 倍。症状常出现于外伤之后，表现为腕背部轻度肿胀，无力，月骨处有持续、渐进性疼痛、腕关节主动活动和持重物后疼痛加剧。查体：腕背侧无肿胀或轻度肿胀，月骨背侧极压痛；腕关节活动度明显下降，以背伸活动受限明显；握力下降（正常握力 30.7 kg）。腕中立位，沿第三掌骨轴向叩击，出现腕中部疼痛。

（二）影像学检查

1.X 线分期

此最常用，对指导治疗方案有重要作用。

Ⅰ期：X 线片正常，在极少数病例可见线状压缩性骨折影。

Ⅱ期：X 线片见月骨密度增高，但无骨结构改变，可见月骨桡侧面轻度塌陷。

Ⅲ期可分为 A 及 B 两种类型。

$Ⅲ_A$：Ⅱ期的月骨表现为手舟骨可复性半脱位。

$Ⅲ_B$：Ⅱ期的月骨表现为手舟骨不可复性半脱位，以及由于头状骨的近端移位，造成腕高度减低。

Ⅳ期：Ⅱ期月骨表现为弥散性退行性关节炎。

2.MRI 表现

（1）Ⅰ期：在 T_1 加权像上可见坏死造成的局部或弥散性低信号区，除了在桡腕关节内有积液的 T_2 加权像高信号影外，在 T_2 加权像上当无异常表现，在得到合理的治疗后，T_1 加权像上的低信号区可消失，骨髓图像恢复正常。

（2）Ⅱ期：X 线片上所见到骨硬化在 T_1 加权像上表现为低信号区，在 T_2 加权像，尤其在 STIR 像上则呈高信号影，注射造影剂后若有增加现象，表明有新生血管存在，预后较好，在此期内一般没有月骨形态改变，但在Ⅱ期末病例可见月骨桡侧端高度下降。

（3）Ⅲ期：在冠状面上可见月骨近远端间距缩小，腕骨塌陷，在矢状面上则见月骨前后间距拉长，同时头状骨向近侧移位。除此之外，在 $Ⅲ_B$ 病例显示伴有月舟骨韧带撕裂而造成的舟骨关节间隙增大（＞2 mm）及手舟骨旋转性半脱位。

（4）Ⅳ期：以月骨和其他腕骨的退行性关节病为特征，坏死病灶呈弥散性低信号，月骨塌陷更明显，有时完全破碎，矢状面上可见由于月骨拉长而造成的指展肌腱向掌侧凸出，导致腕管综合征。

三、鉴别诊断

本病应与月骨结核、单纯性月骨骨折和二分月骨鉴别。月骨结核常侵犯其他腕骨并伴有关节间隙狭窄；单纯性月骨骨折可见透亮的骨折线，相邻骨质早期密度降低及随后的高密度及硬化；二分月骨为正常变异，常双侧对称发生，无任何症状，只是在偶然拍片中发现，2 块骨边缘光整锐利，并有皮质包绕，密度正常。

四、治疗

月骨缺血性坏死的治疗方法较多，可根据缺血性坏死分期给予相应治疗，由于月骨在腕关节中的位置比较重要，发生月骨软化后，应做积极处理，骨折延迟愈合，尽量保留腕关节功能。这就要求在其治疗上要尽快采取切实可行的治疗方案。X 线的 $Ⅲ_A$ 与 $Ⅲ_B$ 是治疗的分界，$Ⅲ_A$ 以前的治疗以减轻月骨压力，促进血管再生为主要目的，可采用保守疗法如腕部固定加中药内外兼治为好，若效果不显可采用月骨再血管化手术，如血管束月骨内植入或带血管蒂骨瓣月骨内植入或月骨去负荷手术，如尺桡骨均衡手术。$Ⅲ_B$ 以后的治疗则基于月骨已丧失其功能，而采取以关节固定术为主的制动治疗或月骨切除和硅橡胶假体置换术。

下面介绍一种显微外科技术治疗腕月骨缺血性坏死的方法。

带掌背血管蒂的骨瓣月骨内植入术：在第 2 掌骨背侧作弧形切口，从腕背侧到示、中指掌指关节平面，切开皮肤皮下组织后，向两侧掀起皮瓣。在切口近端，将拇长伸肌和拇短伸肌向桡侧牵开，指总伸肌和示指伸肌向尺侧牵开，暴露出腕背动脉弓。仔细寻找由动脉发出的第 2 掌背血管束，并向远端游离。在游离第 2 掌背动脉至接近掌指关节平面时，要仔细寻找进入第 2 掌骨头附近的营养动脉，切取包含血管周围组织、骨膜、骨皮质和骨松质一块，约 0.5 cm×0.5 cm×1 cm。当带血管蒂骨瓣完全游离后，放松止血带，观察骨瓣出血，确认骨瓣血循环良好即可进行移位。移位前，在月骨的软骨下刮除骨质，以便有足够的间隙容纳植骨块。骨块植入月骨后不够牢固时可用克氏针固定。术后用石膏托固定 4 周，3 个月内患手不持重物，6 个月后可恢复正常活动。

第三节　腕舟骨缺血性坏死

腕舟骨缺血性坏死又称 Preiser 病，全舟骨缺血性坏死发生率极低，而部分舟骨缺血性坏死在临床较为常见。

一、原因及发病机制

全舟骨缺血性坏死的原因不明，各种报道不一，但普遍认为与慢性损伤、某些疾病(如红斑狼疮)、长期服用激素、饮酒等因素有关。部分舟骨缺血性坏死在临床较为常见,多由舟骨骨折引起。舟状骨近侧 1/3 的血液供给由远侧经舟状骨腰部而来,但约有 30%腰部供血很差,由于舟骨骨折,供应近侧骨折端的血液中断,从而容易引起骨折不愈合和近侧骨折端的缺血性坏死。

二、临床表现

由 Preiser 病所致早期可无明显症状,发展到一定程度后,可出现腕部疼痛,常在腕背伸、桡偏时加重,活动后加剧。经第 1 掌骨纵轴叩击出现鼻烟窝疼痛。舟骨近端坏死常发生在舟骨骨折后,腕痛,活动时加重,腕关节活动明显受限。临床分期根据腕舟骨血运障碍情况,腕舟骨的X线表现及临床症状,将本病大致分为 4 期。

(1)Ⅰ期:仅表现为腕疼痛,尤以腕背伸时明显,X 线片无变化。

(2)Ⅱ期:腕疼痛进一步加重,手的握力较健侧减低,X 线表现为腕舟骨密度增高,骨小梁有不规则变化,但腕舟骨形态正常。

(3)Ⅲ期:表现为腕肿痛,疼痛可向前臂放射,腕背伸明显受限,X 线片表现为腕舟骨受压变扁,骨密度明显不均匀,但无骨碎块。

(4)Ⅳ期:在Ⅱ、Ⅲ期病变的基础上合并有腕舟骨碎块,还可能伴有腕管综合征出现。

三、影像学检查

对怀疑有舟骨缺血性坏死的患者,均摄腕关节正、侧、斜和舟骨位片。可发现舟骨骨密度增加,软骨下囊性变,舟骨碎裂、骨折、变形;严重者可出现桡舟、桡月相邻软骨受损,关节间隙变窄,骨硬化,骨赘形成。CT 和 MRI 有助于了解坏死的形态和供血,可早期作出诊断。

四、治疗

(一)非手术治疗

通常采用保守治疗,尽量减少腕关节的活动,如石膏管型或腕部绷带固定 6～8 周;或采用物理治疗,促进局部血循环;或口服扩张血管药物;中医药物治疗采取三期辨证治疗,早期宜活血化瘀、消肿止痛;中期宜接骨续损;后期宜养气血、补肝肾、壮筋骨等。全舟骨缺血性坏死少见,早期诊断比较困难,常难以做到早期诊断。待临床症状明显时才被发现,保守治疗已难以有效。

(二)手术治疗

由外伤引起的部分舟骨缺血性坏死保守治疗效果差,一旦明确诊断,大多要求手术治疗。手术治疗方法很多,主要包括以下几种。

(1)血液循环重建术:血管束植入术、带血管蒂骨瓣植入术等。

(2)切除术:坏死的近侧部分舟骨切除术、桡骨茎突切除术、近排腕骨切除术等,手术方式采用开放手术或关节镜下手术 2 类。

(3)假体植入术或成形术:舟骨假体置换术、部分舟骨假体植入术等。

(三)预防

腕舟骨腰部或近端骨折时,近端血供丧失严重,容易导致骨折端硬化或近端缺血性坏死,另外如果骨折后制动不牢固或骨折未愈合中断制动,也会导致不良后果。因此,临床上应特别重视舟骨骨折后导致的缺血性坏死,在治疗过程中要特别重视固定的范围、石膏的质量和制动的时间。若无特别的药物治疗,有的病例需延长固定半年甚至 1 年以上,骨折始能愈合。

第四节　股骨头缺血性坏死

股骨头缺血性坏死是临床常见疾病,是医学界的难点之一,普遍认为是激素、创伤、减压病、血液疾病、酒精中毒等各种不同的病因,破坏了股骨头的血供,导致骨的有活力成分死亡,最终使整个髋关节功能丧失。一般认为,ANFH 的好发年龄为 30～50 岁,往往双侧发病,如未加治疗,70%～80%股骨头坏死的髋关节会在 X 线片及临床上有病程进展表现,可出现渐进性股骨头塌陷、继发退行性骨关节炎、严重髋关节功能障碍而致残。其早中期主要的治疗方案被放眼于诸多保髋的姑息性手术上,如髓芯减压术、血管束植入术、带血运的骨移植或骨膜移植术、骨膜细胞移植术、截骨术及介入治疗等,但没有一种术式是完全满意的,晚期患者行人工关节置换术。因本病特有的力学、生物学等因素导致失败率较高,许多问题有待解决。

一、诊断

(一)临床表现

股骨头缺血性坏死早期可以没有特殊的临床症状,而是在拍摄 X 线片时发现，而最先出现的症状为髋关节或膝关节疼痛，疼痛可呈持续性或间歇性。疼痛性质在早期多不严重，但逐渐加剧，出现跛行。也可在受到轻微外伤后骤然疼痛。经过非手术治疗症状可以暂时缓解，但过一段时间疼痛会再度发作，行走困难，甚至扶拐行走。早期髋关节活动可无明显受限，随疾病发展，体格检查可有内收肌压痛，髋关节活动受限，其中以内旋及外展活动受限最为明显。早期腹股沟韧带下压痛，髋内收、外展痛，“4”字试验阳性；到晚期则各方活动皆受限，Thomas 征阳性，重者肢体缩短，并出现半脱位征。

（二）临床分期

0 期：髋关节无症状，X 线片亦无异常，但因对侧已出现症状并确诊，而双侧受侵者又达 85％以上，将此期称为静默髋，实际此时做同位素扫描，测骨内压或髓芯活检，已证明有改变，此时正是减压治疗的良好时机。

Ⅰ期：髋关节处有疼痛，可因外伤或劳累后发生，呈进行性，夜间重，内旋、外展略受限。X 线片可见部分区域稀疏，测压、活检皆表现阳性。此期减压治疗效果较好。

Ⅱ期：临床症状继续加重，X 线片表现为骨密度增高及囊样变，软骨下骨出现弧形透光带，称“新月状”征，但股骨头外形仍正常。

Ⅲ期：病髋疼痛妨碍行动，各方活动已明显受限，X 线片股骨头边缘因塌陷而有重叠，或已失去圆形，硬化区明显。诊断虽易定，处理却已困难。

Ⅳ期：病程已至晚期，股骨头变形，关节间隙狭窄，髋臼硬化，出现明显的骨关节炎病征。

（三）影像学检查

1.X 线检查

股骨头缺血性坏死的诊断仍以普通的 X 线片作为主要的手段，但在 X 线片上看到股骨头密度改变，至少需 2 个月或更长时间。骨密度增高是骨坏死后新骨形成的表现，而不是骨坏死的本身。

(1)股骨头外形完整，关节间隙正常，但在股骨头持重区软骨下骨质密度增高，周围可见点状、斑片状密度减低区阴影及囊性改变。病变周围常见一密度增高的硬化带包绕着上述病变区。

(2)X 线片表现为股骨头外形完整，但在股骨头持重区关节软骨下骨的骨质中，可见 1～2 cm宽的弧形透明带，构成“新月征”。这一征象在诊断股骨头缺血坏死中有重要价值。

(3)股骨头持重区的软骨下骨质呈不同程度的变平、碎裂、塌陷,股骨头失去了圆而光滑的外形,软骨下骨质密度增高。但关节间隙仍保持正常的宽度。Shenton 线基本上是连续的。

(4)股骨头持重区严重塌陷,股骨头变扁平,而股骨头内下方骨质一般均无塌陷。股骨头向外上方移位,Shenton 线不连续。关节间隙可以变窄,髋臼外上缘常有骨刺形成。

应用普通 X 线片诊断股骨头缺血性坏死时,采用下肢牵引拍摄 X 线片,可对诊断有所帮助,牵引下使"新月征"显示更加清楚。股骨头的 X 线断层检查对发现早期病变,特别是对"新月征"的检查有重要价值,因此对疑有早期股骨头缺血坏死者,可做 X 线断层检查。

2.CT 的表现

CT 在股骨头缺血性坏死诊断方面的应用可达到 2 个目的:早期发现微小的病灶和鉴别是否有骨的塌陷存在及其延伸的范围,从而为手术或治疗方案的选择提供信息。股骨头坏死继发性病理改变在 CT 上可分为三期。

早期:坏死骨开始被吸收时发生囊性变,骨小梁缺少;股骨头骨性关节面部分吸收、中断或增厚;有时髋臼可能有轻微骨质增生。

中期:股骨头内明确出现大小不等的囊状骨吸收区,单发或多发,囊状破坏区开始边缘模糊,逐渐表现囊变周围产生新生骨并形成硬化边,中心可见小块死骨或大块死骨,成像中可见中心死骨及环绕死骨的透亮吸收带、外围新生骨硬化带 3 层结构。

晚期:表现为股骨头塌陷变形。严重者整个股骨头 1/3 缺少,呈半脱位;髋臼亦发生囊变、增生、硬化和变形,髋臼盂唇骨化明显,整个关节变形。

诊断股骨头缺血性坏死,CT 较普通线片可较准确的发现一些微小的变化,但是在早期诊断股骨头缺血性坏死,则核素扫描和 MRI 比 CT 更为敏感。

3.MRI 表现

MRI 是一种有效的非创伤性的早期诊断方法。MRI 信号强度的改变是骨坏死的早期并且敏感的征象。在一些病例中当核素扫描结果尚未发现异常时,磁共振已出现阳性结果。但是 MRI 检查的发现可以不是特异性的,同样可见于骨髓内其他病变,如骨肿瘤等所引起的改变。

4.动脉造影

目前股骨头缺血性坏死的病因,多数学者认为是供应股骨头的血液循环受到损害所致。动脉造影中所发现动脉的异常改变,可为早期诊断股骨头缺血性坏死提供依据。

5.放射性核素扫描及γ闪烁照相

放射性核素扫描及γ闪烁照相对于股骨头缺血性坏死的早期诊断具有很大价值。特别是当X线检查尚无异常所见，而临床又高度怀疑有骨坏死之可能者作用更大。放射性核素扫描及γ闪烁照相与X线摄片检查相比，常可提前3～6个月预报股骨头缺血性坏死。

二、治疗原则与方法

在股骨头缺血性坏死的治疗中首先应明确诊断、分期、病因等因素，同时也要考虑患者的年龄、身体一般状况、单髋或是双髋受损，以便选择最佳的治疗方案。

(一)非手术疗法

非手术方法大多能改善患者症状及功能，延缓病程进展，甚至治愈一定数量患者，对于早期的患者不失为一种较好的方法，适用于青少年患者，因其有较好的潜在的自身修复能力，随着青少年的生长发育股骨头常可得到改建，获得满意结果。对成年人病变属Ⅰ、Ⅱ期，范围较小者也可采用非手术疗法。一般病变范围越小，越易修复。

(1)去除致病因素，如停止激素治疗、饮酒或放疗等。

(2)严格避免患肢负重：适用于Ⅰ、Ⅱ期病例。原则是减少或避免负重，以利于股骨头的自然修复，重建血运，防止塌陷。单侧者可扶拐、带坐骨支架、用助行器行走；双侧同时受累者，应卧床休息或坐轮椅。如髋部疼痛者，可卧床同时行下肢牵引常可缓解症状。这种治疗可配合理疗、股四头肌功能锻炼以避免肌肉萎缩，但持续时间较长，一般需6～24个月或更长时间。治疗中应定期拍摄X线片检查，至病变完全愈合后才能持重。但单独减轻负重疗效欠佳。从文献报道看，单纯采取避免负重的治疗方法效果并不理想，成功率低于15%。

(3)药物治疗：只适用于早期病例，应用药物包括双氯麦角碱、长春胺、硝苯地平等，尚有一些血管活性药物及降脂药物正在试验中，比如大蒜素、川芎嗪、葛根素、银杏叶及辛伐他汀类药物。可选择应用抑制破骨细胞活性和骨吸收的药物，如降钙素类有鲑鱼降钙素和鳗鱼降钙素等，二磷酸盐类有阿仑磷酸钠和羟乙磷酸钠等，还有替勃龙和雌激素等。促进软骨修复的药物有氨基葡萄糖等。药物一定程度上影响肝肾功能，因此，用药过程中定期复查肝肾功能。

(4)电刺激治疗：电刺激可促进骨再生及新生血管形成，方法包括非侵入性的电磁场刺激、中心减压后插入电极进行直流电刺激、中心减压后进行非侵入性直流电刺激。这一方法的实验研究已取得了较好的效果。

(5)体外震波疗法:原理是将震波作用于坏死骨和正常骨交界的硬化区,以促进坏死区的血管化和骨组织修复。

(二)中药治疗

中医治疗遵循《黄帝内经》中"经脉畅通,气血即行""通则不痛"的痹证理论。活血化瘀中药有改善循环促进骨组织复原的作用,可提高组织从微循环血管中的摄氧能力或在循环水平上促进机体对氧的利用。只有活血化瘀才能使瘀血散去,经络通畅,骨得营血之濡养;另根据肾主骨生髓的理论,肾精虚少,骨髓空虚,则骨骼失养,故还应注意补肾壮骨。在活血化瘀的同时,佐以补肾壮骨,扶正祛邪。临床按发展过程辨证分为三期:早期,活血化瘀、通经活络、消肿止痛;中期,和营生新、接骨续损;后期,补益肝肾、强健筋骨。近年来,国内中医应用的内病外治的理论和内服中药的方法配合按摩、针灸、理疗等疗法对骨缺血性坏死开展了大量的研究,并积累了丰富的经验,取得了良好的效果。

(三)手术治疗

目前认为,手术治疗的疗效相对比较肯定,是股骨头缺血性坏死早期治疗的主要方法。

1.髓芯减压术

髓芯减压术的主要目的是减轻股骨头颈内高压,改善血液循环,给股骨头内再血管化及再骨化创造条件,主要适用于Ⅰ～Ⅲ期患者。其操作简单,以直径8.0 mm环钻于大转子下 2.0 cm 通过股骨颈钻至股骨头软骨下 2.0 mm 取出骨栓,刮除坏死组织,肝素盐水冲洗,填入自体髂骨条,不妨碍日后行髋置换术。若由于种种原因不能做更大的手术时,可应用中心减压作为一种姑息性疗法,减轻疼痛。

2.截骨术

可分为转子间和经转子下截骨两大类。该术式目的是转移股骨头的负重力线,由股骨头坏死区转到非负重区,由健康骨起负重作用,从而防止关节面进行性塌陷。适用于Ⅱ～Ⅲ期、45 岁以下、有髋部疼痛、病灶小到中等旋转角$<20°$、无长期服用激素的病例。单纯截骨术效果不佳,应同时辅以植骨术。旋转截骨术后的股骨头进行组织学研究发现,坏死区几乎没有任何新骨再生,新的负重区均有不同程度的塌陷,故认为单纯截骨术效果不佳,应同时配合清除死骨植骨术。截骨术虽然能在一定程度上减缓股骨头的塌陷,但可能会进一步破坏股骨

头的血供,使坏死区的修复更为困难。若截骨失败,增加将来髋关节成形术的难度,并且容易引起下肢不等长或跛行、并发症发生率高、对股骨近端的扭曲,不利于以后的全髋关节置换,故临床应慎重使用。

3.死骨清除股骨头成形术

这是近年来治疗的新技术,其原理是清除死骨后,用骨水泥或骨替代材料,如羟基磷灰石、脱骨钙等填充缺损,使塌陷的股骨头软骨面复位,恢复股骨头圆形轮廓。延迟全髋置换术。

4.髋关节融合术

选用髋关节融合术治疗股骨头缺血性坏死应非常慎重。因为融合术后发生不愈合或延迟愈合机会较多,常需要再次手术。但如髋关节融合手术成功,则可解除髋关节疼痛,髋关节稳定,适合长时间站立或经常走动的工作。因此,对于不宜做其他手术的患者可选用髋关节融合术。

5.不带血运的骨移植术

不带血管蒂的骨移植术用于Ⅱ～Ⅲ期,去除头内坏死骨,用自体松质骨和皮质骨填充,起减压、支撑和骨诱导作用。这一方法近期疗效较为肯定,远期疗效尚有争议。但借助骨移植加速股骨头修复是值得肯定的,结合生长因子、电刺激等促进骨愈合的方法可提高其疗效。但单独骨移植无血运,植骨愈合过程为爬行替代。术式较多,代表术式为活板门植骨术。软骨移植可用于Ⅲ～Ⅳ期的患者,但其疗效有待进一步研究。

6.带血供的骨移植

带血供的骨移植方法较多,移植骨可来自髂骨、大转子等。带血管蒂的骨转移或移植术可降低骨内高压,去除阻碍再血管化的死骨。填充松质骨,增加骨诱导作用,填入带血运的皮质骨起支撑作用。其良好血运可满足股骨头血供,加速骨愈合。代表术式有带血管蒂骨膜移植。其不但重建了股骨头血运,且增加了成骨效应细胞,去除了骨移植时皮质骨对骨膜生发层细胞增生的抑制,经传导或诱导作用在坏死骨小梁表面形成新骨,骨膜内层细胞可分化为成骨细胞,对股骨头坏死的修复具有积极的促进作用。其不足之处是缺乏支撑力。其他常用的有吻合血管游离腓骨移植治疗股骨头坏死、带旋髂深血管蒂的髂骨瓣移植。

7.人工关节置换术

对于晚期Ⅲ期或Ⅳ期患者,全髋置换术是最佳选择,全髋假体有骨水泥固定型及非骨水泥固定型2种,2种假体各有优缺点,长期结果是相似的。有人主张对FicatⅢ期髋臼较完整而且较年轻的患者行股骨头表面置换术,由于这一方法保留了完整的骨床，很容易进行返修术，可推迟行全髋置换术，因而是一种很好的过渡性疗法。一旦到晚期发生股骨头塌陷，人工全髋关节置换就成为缓解疼痛、重建关节功能唯一的、最佳的治疗方法。

(1)股骨头表面置换：股骨头表面置换是中晚期股骨头坏死行全髋关节置换的一种过渡方法，因其切除股骨近端退变的软骨和软骨下死骨，髋臼影响小、创伤小、股骨头颈正常骨得以保留，不影响远期行髋关节融合术或全髋关节置换。

(2)人工关节置换术：股骨头缺血性坏死晚期患者因髋关节疼痛、活动受限、股骨头严重塌陷、脱位或继发性骨关节炎，而又不适合做保留股骨头手术者，可考虑行人工关节置换。在 50 岁左右的股骨头缺血性坏死选择人工关节置换术可使髋关节获得不痛、稳定而持久的功能，这是其他任何一种类型的髋关节成形术所不能比拟的。①半髋关节置换术：半髋人工髋关节置换有固定式人工股骨头、组合式人工股骨头和双动式人工股骨头。适用于病期较短、股骨头已塌陷，但髋未发生继发性骨关节炎者。②全髋关节置换术：适用于有症状的股骨头缺血性坏死晚期患者，目前已成为临床治疗的标准手术之一。人工全髋关节置换术作为一项成熟且经典的骨科治疗技术已经在髋关节疾病的治疗中取得了巨大的成功。

近年来，还有用钽棒微创植入结合自身干细胞联合移植治疗Ⅱ～Ⅲ期股骨头坏死的报告，通过平均 12.7 个月随访，疼痛明显减轻，疼痛 Harris 评分可由术前 36.7(28～53)分增加至术后 75.8(68～88)分，股骨头塌陷未见进一步加重。为今后股骨头坏死的治疗提供了新的思路。

(四)中西医结合介入治疗

近几年新采用的中西医结合的放射介入微创疗法。方法：在电视 X 线机监视下，采用动脉穿刺技术，选择性将导管置入供应股骨头坏死的血管中(旋股内外侧动脉，闭孔动脉)，将多种有效药物直接注入供给股骨头血运的血管如旋股内、外动脉等，以达到治疗股骨头坏死的目的。局部应用溶栓、解痉及扩血管等药物，可以改善股骨头的血供，降低骨内压，促进坏死骨吸收及新骨形成，创造利于骨坏死区修复再生的环境，以缓解疼痛、改善关节功能。但此法尚处于尝试阶段，近期效果显著，其远期疗效尚需进一步观察。

第五节　距骨缺血性坏死

一、诊断

(一)解剖生理分析

距骨缺血性坏死主要与血液供给及多关节面有关。

(1)距骨无单独的营养血管，血供主要来源：①距骨头是由足背动脉分支至内上部；跗骨窦动脉供应外下部；②距骨体的血液供应为跗骨管动脉供应中、外1/3；三角支供应内1/3；跗骨窦动脉分支供应外、部分；③另有少量不恒定的血管通过距骨后结节侧副韧带进入距骨。由于主要血管通过距骨颈进入距骨，因此颈部骨折时可能严重损害血管，发生缺血性坏死。

(2)距骨表面约有3/5为关节软骨所披覆，骨折时可多波及关节面。①距骨表面几乎为关节软骨覆盖，并无肌肉附着，血管进入距骨内部有限，故易受损伤；②距骨为松质骨，当受伤时可因被压缩损伤骨内血管。

(二)骨折分型

Ⅰ型：距骨颈骨折，骨折线垂直，无移位。其韧带未受损，血液供应尚完整，距骨体坏死不超过10%。

Ⅱ型：距骨颈移位，距下关节脱位或半脱位，骨间韧带受损伤，距骨体的血液应减少，则坏死上升至20%～40%。

Ⅲ型：距骨由踝穴及距下关节脱位，即胫距、距跟脱位。可能只有少数软组织附着以维持血供，若不及时复位，易发生坏死，高达70%以上。

(三)影像学检查

拍摄距骨的正位片及斜位片对诊断及分型极为重要。依靠骨密度致密的X线片就可做出缺血性坏死的诊断。CT及MRI可早期诊断。

二、治疗

一般认为缺血性坏死最终多可恢复，很少发生塌陷，故多主张非手术治疗。避免负重，延长固定时间，给予活血化瘀、补肾壮骨中药治疗，并复查X线、CT或MRI。

也有学者认为距骨体发生缺血性坏死后，即使不发生塌陷，也可诱发距或踝关节的创伤性关节炎，造成功能障碍，故主张采用四关节融合术。

第六章 骨肿瘤

第一节 脊索瘤

原发性骶骨肿瘤占骨肿瘤总数的1%左右，包括良性及原发性恶性肿瘤，常见的为脊索瘤、骨巨细胞瘤、软骨肉瘤等。由于部位深在，四周解剖关系复杂，骶骨前方有直肠、膀胱及大血管，如果肿瘤位置高些，更有肠腔脏器存在，早期不易发觉，一旦有症状出现，肿瘤往往已很大，骨质破坏已很明显，此时诊断多无困难。此节重点介绍脊索瘤。

一、病因

在胚胎发育过程中，由中胚层发生的脊索，最早是由原条头端的细胞团增生形成，后沿胚胎中轴生长成柱状的细胞团，上起自颅颊，下终于尾端。在胚胎第4周时，它位于神经管和原肠之间。不久，它与神经管一起形成原始脊柱，并逐渐呈软骨化和骨化。脊索组织也随之退化和消失，有一小部分脊索组织的遗迹，以髓核形式存留下来。但在胚胎发育过程中，脊索组织仍可能残留或迷走，通常残存于体轴的两端，即颅底蝶骨枕骨部和骶尾部。脊索瘤就是这些残留或异位的脊索组织发生的，并有恶变倾向。其特点是以局部骨性破坏为主，晚期可发生远处转移。约有10%的脊索瘤发生转移。

二、病理

大体观为质软、凝胶状肿瘤，呈灰白色，有时瘤体很大，表面为高低起伏的形状，肿瘤呈明显的分叶现象。有不完整的假包膜，包膜很薄，紧贴于瘤体上。切面可见肿瘤组织为灰白色的胶状物，出血后可表现为暗红色，形成坏死区。部分区域可发生液化、囊性变和钙化。钙化越多，肿瘤的恶性倾向也越大。镜检下可见大小不等、形状各异的上皮样细胞，排列成束状或成片状，细胞间为黏液基质。大的瘤细胞的胞质内含有大量的空泡，这些大细胞多位于瘤小叶的中央，有时细胞的大空泡胀破或将胞核推到外围，形成印戒状空泡细胞。分化较差的脊索瘤，瘤细胞排列紧密，细胞体积较小，边缘清晰，细胞内外的黏液成分较少；小的细胞呈梭形或多边形，空泡较小，核和核仁清晰，若用特殊的染色法，可显示细胞内的空泡为黏液蛋白。凡肿瘤富于黏液者，其恶性程度一般较低，核分裂较少见。当肿瘤呈高度间变时，常可见到核分裂象，有时尚可见骨和软骨小岛，甚至出现骨肉瘤或纤维肉瘤的结核，故不能混淆，应予以鉴别。

三、临床表现

（一）发病率

此可发生于任何年龄，但由于脊索组织残留的衍生物演变为瘤体是个缓慢的过程，因此好发年龄大多数在40～50岁，男性多于女性。残留部位以骶尾部最多见，约占60%。其次为颅底蝶骨，个别的也见于胸腰椎。一般均为单发。

（二）症状与体征

发病缓慢，隐袭性进展，常在发病后数年，病情已转入中、晚期才开始出现症状。位于骶尾部者，多表现为腰骶部疼痛，疼痛性质为钝痛，部分病例有一侧或双侧下肢放射痛，但极少有感觉运动障碍。初起时不严重，以后出现腰腿痛，随着肿瘤的增大，可在盆腔内或腹膜后形成巨大肿块，肿瘤向前生长，可压迫直肠、膀胱或其他脏器而引起相应之受压症状，易误诊为膀胱炎或直肠炎。脊索瘤若波及或压迫骶神经，可出现大小便困难或失禁。由于骶尾部脊索瘤向前发展多于向后生长，所以在骶骨后的肿块不太明显。查体可发现骶后叩击痛、压痛、局部隆起或肿块突起，骶神经分布区感觉减退、肌力减弱、肛门括约肌松弛。肛门指检查时，可扪及巨大肿块，位于直肠后壁，质硬，表面光滑，基底宽而固定，有压痛。

四、辅助检查

（一）X线表现

在早期，骨膨胀明显，骨内正常结构改变，呈磨砂玻璃样阴影。但由于肠腔内气体存在，有时在X线正位片上很难判辨。晚期时表现为广泛性溶骨性破坏，并在骨病灶周围可见大而边缘清楚的软组织肿块阴影，肿块内可见残存的骨片或钙化灶。如果仅见到溶骨性破坏而见到肿块内骨片或钙化斑，很难确定是骶骨脊索瘤。为获得清晰度较好的X线片，在摄片前应做清洁灌肠，有助于确定肿瘤的范围、部位及与脏器的关系。

(二)CT与MRI检查

对骶骨肿瘤的大小，侵犯椎节的范围及与神经根的关系，同周围组织、血管、坐骨神经的关系等辨别较清楚。尤其MRI检查能辨清肿瘤在骶骨上向前生长还是向后生长，有否压迫直肠、膀胱等，肿瘤向软组织侵犯情况。搞清这些情况，对于手术前准备，确定手术方案有较大意义。CT成像上脊索瘤表现出与肌肉相似的密度。MRI检查显示脊索瘤呈膨胀性改变，局部见一软组织肿块影，边缘清楚，可累及多个椎体和附件，脊柱旁见软组织影。病灶 T_1 加权呈低信号，T_2 加权呈不均匀高信号，肿瘤内见散在片状 T_1 低信号、T_2 低信号钙化影，增强后强化明显，常呈不均匀强化，死骨及钙化部分无信号。

(三)实验室检查

血常规有时可见红细胞偏低，呈贫血貌，白细胞有轻度升高。

五、诊断与鉴别诊断

本病好发于40～50岁，多位于骶椎及颅底蝶骨，发病缓慢，腰骶部疼痛，可引起直肠和膀胱压迫症状。查体可发现骶后叩击痛、压痛、局部隆起或肿块突起，骶神经分布区感觉减退、肌力减弱、肛门括约肌松弛。肛门指检时，可扪及巨大肿块。结合影像学检查有助于诊断本病。

鉴别诊断如下。

(一)骶骨巨细胞瘤

20～40岁为多见，更有年轻者出现。好发于骨骺端，类似于脊索瘤的部位。X线片为一膨胀性骨破坏。在年轻患者易于鉴别，以骨巨细胞瘤可能性大。但在40岁以上甚至50岁以上患者，以脊索瘤的可能大。当然也不能排除骨巨细胞瘤，需在手术中或术后病理检查鉴别。

(二)软骨肉瘤

软骨肉瘤为一恶性程度高于脊索瘤，病情发展较快的肿瘤。好发年龄大致与脊索瘤相同。X线片为一密度减低的阴影，病灶中有斑点或块状钙化点，肿瘤生长过程中，周围皮质骨膨胀变薄，但很少有皮质骨穿破现象，有时不易鉴别，需依赖病理检查。

六、治疗

骶骨脊索瘤与骨巨细胞瘤均可行放射治疗，但骶骨部脊索瘤一般发现往往很大，放射治疗难以奏效，因此常采用手术切除与术后放射治疗结合。骶骨脊索瘤的手术切除，因解剖复杂，肿瘤很大，与盆腔脏器及大血管广泛粘连，手术比较困难，所以手术也带有一定的危险性。

(一)手术治疗

1.肿瘤内刮除

此手术能部分刮除肿瘤组织，但残留瘤体常可迅速复发或远处转移。

2.根治性肿瘤切除术

此手术较刮除术彻底，是根治骶骨脊索瘤的理想方法。但由于脊索瘤所在部位毗邻的骶丛、大血管及神经根，手术时很难彻底根除肿瘤。位于 $S_{2\sim3}$ 以下者，宜从 S_2 以下行骶骨大部分截除术，位于 $S_{1\sim2}$ 者，宜做骶骨次全截除或骶骨全截除术。术后应行骨盆稳定性重建。

(二)放射治疗

术后可局部辅助放疗，剂量 50 Gy 左右。发现复发后应再手术切除，以提高疗效。

第二节　脊柱肿瘤

脊柱肿瘤并不少见，各种类型的骨肿瘤几乎皆可发生于脊柱，一般将其分成原发性和转移性两大类。原发性脊柱肿瘤又分为良性肿瘤、瘤样病变、中间性及恶性肿瘤。常见的原发良性肿瘤是骨血管瘤、骨样骨瘤和神经鞘瘤。常见的瘤样病变是嗜酸性肉芽肿和动脉瘤样骨囊肿。常见的中间性肿瘤是骨巨细胞瘤和骨母细胞瘤。常见的恶性肿瘤是骨髓瘤、脊索瘤和骨恶性淋巴瘤。转移性肿瘤占脊柱肿瘤的 70%以上。常见的原发瘤是肺癌、乳腺癌、前列腺癌、甲状腺癌和胃肠癌。若按肿瘤的生物学特性，也可将脊柱肿瘤分为良性、中间性和恶性三大类，恶性包括原发恶性和转移性，占脊柱肿瘤的 80%以上，足以引起大家的重视。

一、诊断

脊柱肿瘤的诊断原则是临床表现、影像学检查和病理检查3方面综合分析。首先根据症状、体征、实验室检查及影像学表现进行分析，提出初步诊断，作为骨科、放射与病理3科共同研究的基础，而后经病理证实，才能得出正确的诊断，其诊断程序：①区分肿瘤与非肿瘤病变；②区分良性肿瘤与恶性肿瘤；③区分原发性肿瘤与转移性肿瘤；④区分是哪一种肿瘤。

(一)临床表现

1.病程

良性肿瘤发展慢，病程长，一般为1～2年。恶性肿瘤发展快，病程短，一般为2～10个月，而转移瘤一般为1～2个月。早期的症状轻微，缺乏特异性，常造成诊断困难，当典型的症状、体征出现时，已是后期的临床表现。

2.疼痛与叩痛

疼痛是脊柱肿瘤的主要症状，由轻到重，由间歇性到持续性，夜间为甚，休息无缓解。恶性肿瘤呈渐进性，开始为钝痛，局限于肿瘤部位，当压迫或侵袭神经根或神经丛时则为严重的烧灼痛或锐痛，沿神经放射，在神经根或神经丛分布区可出现麻木或痛觉过敏。上颈椎病变常为颈痛，向头枕部放射，屈颈产生触电样麻木痛；颈胸段病变常为前臂尺侧疼痛伴4、5指麻木无力；胸椎病变常为胸部周围疼痛、肋间痛伴束带感；胸腰段病变常为前腹部放射样疼痛；下腰椎病变常产生坐骨神经痛；骶椎病变常为腰骶痛，放射至会阴，随坐或卧位加重。疼痛的部位常有助于病变部位的判断，病变部位多有叩击痛。

3.活动受限

早期由于疼痛和肌肉痉挛常使脊柱活动受限，晚期由于肿块、病理骨折和畸形使脊柱活动受限加重。

4.神经功能障碍

晚期肿瘤压迫或侵袭脊髓、神经根或神经丛，产生不同程度的神经功能障碍，由神经麻痹、不全截瘫到完全截瘫。短期、轻度压迫，受压的脊髓可以产生局部脱髓鞘作用或水肿，解除压迫后可以恢复；长期、重度压迫或侵袭脊髓，受损的轴突不能完全恢复，甚至脊髓或神经发生缺血坏死，瘫痪将是不可逆的。

5.肿块

由于脊柱的解剖部位深在，颈、背、腰出现肿块已是脊柱肿瘤的晚期表现。

6.畸形

脊柱肿瘤晚期椎体破坏或发生病理骨折后常出现后凸畸形，严重的后凸畸形可导致脊髓受压。另一些肿瘤常因疼痛和肌肉痉挛造成脊柱侧弯和后凸畸形，如骨样骨瘤和骨母细胞瘤，侧弯畸形的发生率可高达70%。

（二）实验室检查

良性和发展缓慢的低恶性脊柱肿瘤，血、尿常规，血沉，肝肾功，血清钙、磷及酶学定量检查都基本正常；恶性肿瘤大部分可出现贫血，血沉增高，白细胞可升高，肝肾功能偶有损害，碱性磷酸酶是成骨活跃程度的反应，恶性肿瘤对骨广泛破坏时常升高。儿童患者因生长发育活跃，碱性磷酸酶可超过正常值5%。广泛骨转移的患者，血清钙升高；骨髓瘤患者血清总蛋白增高，血球蛋白比例倒置，蛋白电泳异常，血清钙升高，尿中出现蛋白和管型，尿本周蛋白阳性；前列腺癌转移者酸性磷酸酶升高；嗜酸性肉芽肿患者血嗜酸性粒细胞可升高。

（三）影像学检查

1.X线片

X线片是常规检查手段，能发现大部分脊柱肿瘤。良性肿瘤或瘤样病变多表现为囊状膨胀性破坏，边界整齐、轮廓清楚，无骨膜反应，椎间隙完整，椎旁多无软组织肿块影。椎体血管瘤常为栅栏状或蜂窝状阴影；神经鞘瘤或神经纤维瘤常为溶骨性破坏，合并椎间孔扩大，椎弓根间距加宽；嗜酸性肉芽肿常见椎体扁平等。中间性肿瘤如椎体巨细胞瘤常呈多房性膨胀性溶骨性破坏合并病理骨折（图6-1）；恶性肿瘤多为不规则的溶骨性破坏，边界不整齐，轮廓不清楚，椎体和椎弓可同时受累，椎间隙存在，椎旁可有球形软组织影，其中骨肉瘤可见成骨或骨膜反应；软骨肉瘤可见环状或云雾状钙化；转移瘤多为溶骨性破坏，但也有成骨性或混合性，椎弓根常受累后易合并脊髓受压。

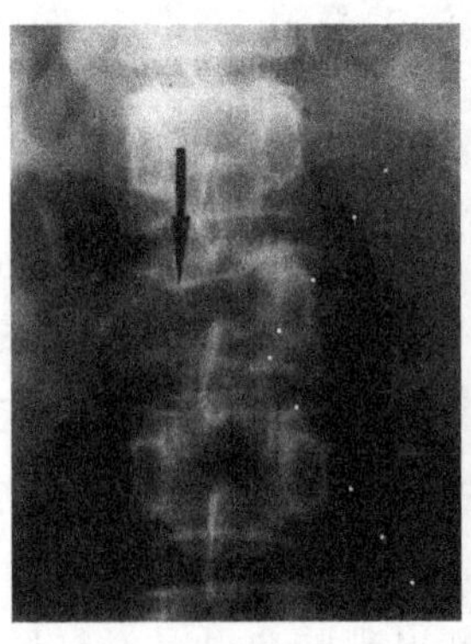
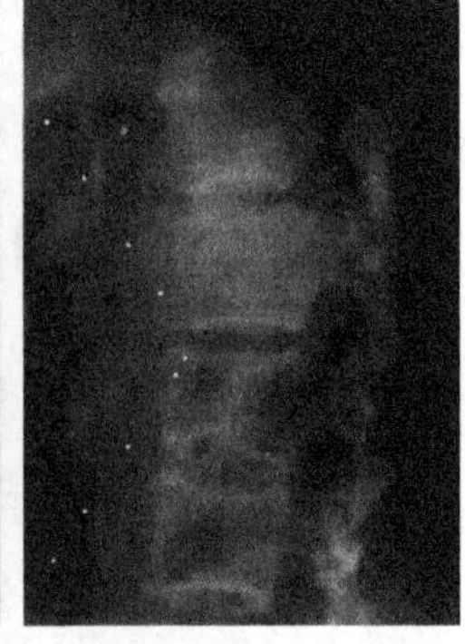

图6-1　L_2 椎体巨细胞瘤

2.CT

由于 CT 检查没有相邻解剖结构的重叠，对比分辨率高，因此能确切了锯肿瘤破坏的范围，边界是否清楚，骨皮质是否完整，瘤体内有无钙化和成骨，肿瘤是否侵犯椎管内和椎旁的软组织等，更有利于区别是肿瘤还是非肿瘤，是良性肿瘤还是恶性肿瘤。某些脊柱肿瘤有特征性的 CT 表现，如脊椎血管瘤，CT 断面显示瘤椎骨松质呈粗大网眼状改变，残留骨小梁增粗呈稀疏排列的高密度影，椎体外形正常或略膨胀。

3.核素骨显像

一般而言，活跃而血运丰富的病变和成骨的过程都表现为积聚的显影，即热结节，而发展缓慢或静止、血运差的病变和无明显成骨的过程都表现为疏松或无显影，即冷结节，这 2 种异常的阴影在诊断脊柱肿瘤中无特异性，但它获得的阳性病变的时间比 X 线检查早 3～5 个月，可以早期发现脊柱肿瘤，并用于脊柱多发性肿瘤和转移瘤的定位。它对脊柱转移瘤的相对灵敏度约高于 X 线检查的 30%，在发生脊柱转移早期无症状时骨显像即可出现明确的阳性表现，可比 X 线片早 8～15 个月发现转移灶。

4.磁共振(MRI)

除显示椎骨形态的改变外，更重要的是可准确反映骨髓内细胞密度和脂肪含量，利用病灶在骨髓内的空间占位，使正常骨髓信号消失而产生不正常信号，因此，只要骨髓脂肪受到侵犯，即可表现出 T_1WI 信号显著降低，易于早期发现 3 mm以上的微小病灶，对脊柱肿瘤的早期诊断很有帮助。由于它能清楚地显示肿瘤部位、浸润范围与周围的毗邻关系，尤其能清楚地刻画出骨内浸润的特征，软组织受浸润的边界，可准确了解肿瘤与脊髓、神经根和大血管的关系。

另外，对老年腰背痛患者，当 X 线片发现椎体压缩时，MRI 可以帮助鉴别其病因是单纯骨质疏松还是肿瘤，前者虽有椎体高度的改变，但骨髓脂肪信号保存，而后者骨髓脂肪信号降低。

(四)活体组织检查

活体组织检查是脊柱肿瘤最确切的诊断手段，也是脊柱肿瘤的诊断依据，只有靠活检来证实或否定临床诊断。

1.穿刺活检

随着穿刺活检成功率的不断提高，适应证也逐渐扩大，成功的关键是适应证正确，穿刺部位准确，病理科医师的技术与合作及操作者个人经验。穿刺针的选择取决于肿瘤是溶骨性、成骨性或混合性，是骨组织还是软组织。当穿刺需通过较厚的皮质骨时，可用环钻开窗，然后吸取或夹取肿瘤组织。对于部位深在，邻近重要器官者可在CT导向下安全到达椎体的困难部位，若后外侧入路困难，可经椎弓根进入椎体取活检。

2.切开活检

脊柱肿瘤切开活检是一次较大的手术，往往与计划切除肿瘤的手术结合起来一次进行，用于穿刺难以达到的部位或穿刺活检失败者，术中先取组织做冰冻切片检查，决定良恶性后按计划行治疗性的手术切除肿瘤。

活检虽然是诊断的重要依据，但也存在一定的片面性，甚至诊断错误。一方面是到目前为止，显微镜仍以组织形态为基础，对未分化的细胞来说有时难以判断来源和种类，诊断难免有出入。另一方面，活检仅局限于一小块组织，不一定代表肿瘤全貌，因此，在分析病理所见时需结合临床、化验和影像学的表现综合考虑，必要时要做特殊染色、电镜观察，组织化学等，以获得正确诊断。

二、治疗

(一)治疗原则

1.脊柱良性肿瘤和瘤样病变的治疗原则

(1)暂时观察：少数无症状，不发展，又不影响脊柱功能的良性肿瘤和瘤样病变，如脊柱血管瘤、动脉瘤样骨囊肿和向椎管外生长的小的单发性骨软骨瘤等，可暂时观察、定期随访，不急于手术。

(2)非手术治疗：有症状，在发展，对射线又敏感的血管瘤，动脉瘤样骨囊肿和嗜酸性肉芽肿等，可根治性放疗或选择性动脉栓塞姑息治疗。

(3)手术治疗：①病变发展易引起病理骨折脊柱不稳定或向椎管内生长易引起脊髓神经受压者，宜早行肿瘤边缘性切除。如巨细胞瘤和向椎管生长的骨软骨瘤，应积极手术切除。②已有截瘫和病理骨折致脊柱不稳定者，应尽早行肿瘤切除，脊髓减压，充分植骨与坚强的内固定，以解除对脊髓的压迫，恢复脊髓功能，重建脊柱的稳定性。对射线敏感者，术前术后辅助放疗。

2.脊柱中间性肿瘤的治疗原则

治疗以广泛性或边缘性切除肿瘤为主，手术前后辅助放疗，以减少复发。合并截瘫或脊柱不稳定者需做脊髓减压，椎间大块嵌入植骨或用内固定器加植骨，恢复神经功能，重建脊柱稳定性。

3.脊柱恶性肿瘤的治疗原则

(1)非手术治疗：对放、化疗敏感的肿瘤，如骨髓瘤、恶性淋巴瘤、尤因肉瘤等，应以放、化疗为主要治疗手段，效果明显。只在有截瘫或脊柱不稳定时，才手术切除肿瘤，脊髓减压，内固定重建脊柱稳定性。手术前、后辅助放疗或化疗。

(2)手术治疗：①原发恶性肿瘤对射线和药物均不敏感者，应广泛切除肿瘤，术后免疫治疗，以治愈或延长生存期；②肿瘤组织或病理骨折畸形压迫脊髓致截瘫或濒临截瘫者，应切除肿瘤，解除脊髓压迫，改善瘫痪，手术前、后辅助放疗或化疗；③肿瘤破坏了脊柱的稳定性者，应在切除肿瘤的同时重建脊柱的稳定性，手术前、后辅助化疗或放疗，以治愈或延长生存期。

4.脊柱转移瘤的治疗原则

随着生活水平的提高和医疗观念的改变，对脊柱转移瘤的治疗已逐步由放弃治疗到积极恰当地治疗，以争取最后的机会，改变肿瘤的进程。

(1)对症支持治疗：脊柱转移瘤已是各种癌瘤的晚期，多数患者有疼痛、消瘦、贫血、食欲缺乏，需要镇痛，输血输液，纠正水、电解质紊乱，补充营养和各种维生素，增强免疫能力，改善全身情况和各器官的功能。

(2)寻找原发灶积极治疗原发瘤：原发灶不明者，要在处理转移灶的同时寻找原发灶，对找到的原发灶实行根治性切除或姑息性切除，不能手术切除者可根治性放疗、介入治疗或选择性动脉栓塞治疗。去除原发灶，避免原发癌瘤继续向全身转移。

(3)综合治疗转移瘤。①全身化疗：不管原发瘤是否切除或复发，均可联合运用对原发瘤有效的化疗药物，以消灭亚临床病灶和微小转移灶，降低转移率。②内分泌治疗：乳癌转移者可切除卵巢，前列腺癌转移者可切除睾丸。③放射性核素治疗：脊柱多发性转移瘤，放、化疗无效而疼痛剧烈者可用^{89}Sr(锶)和^{153}Sm-EDTMP(钐)治疗。④局部放疗：原发灶已根治的单发转移瘤对射线敏感者可根治性放疗，晚期无法手术与化疗者，可姑息性放疗。⑤手术治疗：适用于原发灶不明的单发转移瘤；对放、化疗不敏感的单发转移瘤；转移瘤致截瘫或濒临截瘫者；转移瘤致脊柱不稳定者。

(二)手术治疗

由于脊柱的部位深在，解剖关系复杂，早期症状无特异性且体征常不明显，诊断多被延误到出现脊髓神经症状，此时肿瘤多已广泛浸润，手术既要切除肿瘤，解除对脊髓的压迫，防止损伤脊髓神经和血管，又要重建脊柱的稳定性，常存在一定的难度和危险性，有时可因失血过多而失败，术者必须高度重视并应有充分的准备，严格掌握手术目的、适应证、手术方法及辅助治疗。

1.手术目的

(1)广泛切除肿瘤,消灭病灶;姑息性切除肿瘤,缓解症状。

(2)解除肿瘤对脊髓或神经根的压迫,改善瘫痪。

(3)重建脊柱的稳定性。

2.手术适应证

(1)肿瘤发展引起病理骨折、脊柱不稳或压迫脊髓神经,而放、化疗无效者。

(2)肿瘤已压迫脊髓或神经根致截瘫或濒临截瘫者。

(3)肿瘤破坏椎骨致脊柱不稳定者。

3.手术方法

(1)脊柱肿瘤切除术:估计出血多的椎体肿瘤,术前可选择性栓塞瘤体的主要供血动脉,以减少术中出血。不同的部位,采用不同的手术入路。肿瘤主要侵犯椎体者,采用前路椎体肿瘤切除;肿瘤主要侵犯椎弓者,采用后路椎弓肿瘤切除;肿瘤同时侵犯椎体与椎弓者,可根据病情和部位,分前后 2 次手术,也可一次前、后路联合手术,行全脊椎肿瘤切除术。脊柱肿瘤的切除允许以边缘切除为主,除少数椎弓肿瘤外,一般很难达到广泛切除的手术边界要求,有些情况下只能进入肿瘤以大块切除为主,辅以瘤内刮除术。一般说来,后路手术简单易行,出血少,创伤小;前路手术复杂,出血多,创伤大;前后路联合手术就更复杂,出血更多,要求更高。多数学者认为,对于椎体肿瘤的切除前路优于后路。特殊部位,如上颈椎,由于病变邻近延髓、脊髓和颅神经,术中易出现呼吸骤停、高位截瘫、肿瘤和椎动脉出血等严重并发症随时危及生命,需在气管切开和颅骨牵引下,采用胸锁乳突肌前缘切口或前后联合的门洞形切口,以暴露寰枢椎肿瘤,包膜外分离,分块咬除或刮除肿瘤,磨钻磨掉坚硬的反应骨,认真止血,必要时可结扎单侧椎动脉。

(2)脊髓神经减压术:脊柱肿瘤合并截瘫的主要原因是肿瘤组织破坏椎骨后进入椎管的直接压迫,其次是椎骨膨胀变形和病理骨折脱位的骨性压迫,因此,减压主要是彻底切除压迫脊髓神经的肿瘤组织和膨胀变形与脱位的骨块,然后复位固定,重建脊柱的稳定性。若肿瘤组织侵蚀到硬脊膜和脊髓,应尽量仔细将肿瘤组织从硬膜上剥离或轻轻刮下来清除干净,操作要轻柔,否则损伤脊髓,术后截瘫加重。少数由于脊髓血供障碍引起的截瘫,手术效果不佳。

(3)脊柱稳定性的重建术:脊柱肿瘤的治疗不单是切除肿瘤、重建脊柱的稳定性也是治疗的一个重要措施。维持或重建脊柱的稳定性可缓解临床症状,让患者起床活动,有利于放疗或化疗。不仅肿瘤切除后的缺损需要重建稳定性,有些肿瘤虽然不能完全切除，拟采用放、化疗为主要治疗手段以延长生命，亦宜在手术活检的同时做内固定，以维持脊柱稳定，缓解疼痛，预防病理骨折和截瘫，改善生活质量。根据肿瘤性质，预计生存期短的高恶性肿瘤，特别是转移瘤，主要通过各种内固定器加骨水泥固定来获得短期的稳定性。能治愈的预计生存期长的良性或低恶性肿瘤，需要通过椎间植骨融合或各种内固定器加植骨融合来获得永久的稳定性。

前路手术稳定性的重建：适用于椎体原发性肿瘤或单发转移瘤边缘性切除后缺损椎体的重建。

重建的方式如下。①椎间植骨融合术：多用于椎体原发良性和瘤样病变，彻底切除后椎体间大块嵌入植骨。②内固定器加植骨术：多用于椎体原发良性或低恶性肿瘤。前路内固定器械分为钢板系统和钉棒系统 2 类。钢板系统主要有 Z 型钢板、Kaneda 钢板、AO 钢板（DCP 钢板）、YuanI 型钢板、Armstrong 钢板、Dunn 钢板、Kigix 钢板。Z 型钢板设计合理，操作简便，固定可靠，可通过加压、撑开矫正后突及侧方畸形，术后可行 MRI 检查，但其价格较贵；Kaneda 钢板具有撑开或压缩之效，但其体积较大，安装复杂费时，易损伤周围组织；AO 钢板（DCP 钢板）属短节段固定物，操作简便，但螺钉可能滑出，故一般将其置于椎体侧方，以求避开前方的大血管；Armstrong 钢板、Dunn 钢板的设计与 Kaneda 钢板相似，只是前者有多孔供选择，便于操作，后者钢板较厚，自身兼具撑开及压缩功能。钉棒系统涉及的技术主要有 Kostuik-Harrington 技术、“U”形钉技术、Zielke 技术、TSRH 技术等。术者可根据自身对以上内固定器械的熟悉程度酌情选用，国内外使用 Z 型钢板内固定系统者较多。

手术方法：以全椎体肿瘤切除，跨节段椎体间 Z 型钢板（Z-Plate）内固定为例。

气管插管，全身麻醉后，取右侧卧位，左侧入路。在胸段，切除病变部位以上的 1～2 根肋骨，经胸腔进入，显露欲切除之椎体及相邻上、下各一椎体侧前方；在腰段手术入路是通过第 12 肋下缘，从侧腹膜后进入，显露病变椎体。可先结扎欲切除肿瘤椎体相邻上、下正常椎体的节段血管，显露相邻上下椎体侧方，安放螺栓。胸腰椎上、下椎体螺栓进入点的解剖标志为，先于椎体后缘作一连线（A 线），再在此线旁 8 mm 处做一与 A 线相平行之连线（B 线），确定上、下椎体的上缘与下缘，上位椎体的螺栓进入点是距上位椎体上缘下 8 mm 处在椎弓根中央与 B 线相交处；下位椎体的螺栓进入点是距下位椎体下缘上 8 mm 处在椎弓根下缘与 B 线相交处。螺栓进入与椎体中轴呈 100°角。

肿瘤椎体切除：达到椎管彻底减压后，通过上、下位椎体的螺栓用撑开器撑开复位，测量上、下相邻椎体间间隙高度后，取一块大小合适并具有 3 面皮质骨的骨块植入间隙，距椎体后缘 5 mm，植骨块前方可追加植骨，这样可利用后方骨块阻挡骨块滑入椎管内。去除撑开器，植入合适钢板，拧上螺栓螺帽，并用加压钳加压，加压同时拧紧螺帽，使上、下椎体卡住植骨块。然后通过钢板的滑槽，拧入相应螺钉各 1 枚，达到辅助固定作用。Z-Plate 内固定系统能有效地增加融合节段的稳定性，有助于植骨的融合，便于早期活动，避免后期的并发症。涉及胸椎、胸腰段脊椎椎体部分切除、次全切除和全切除并需重建脊柱稳定性的病例，均是 Z-Plate 内固定系统的适应证，特别是对椎体爆裂骨折、椎体肿瘤、椎管矢状面上被占据或＞50％时等尤为适用。

Z 型钢板稳定性可靠：其高度稳定性是通过设计 2 根 5.5 mm 直径的松质骨带锁螺栓来完成的，即在固定螺栓的尾端通过置入锁定螺栓帽使钢板、螺栓及椎体牢固连接成一体。在达到理想撑开，复位后植入骨块，再通过螺栓给予适当加压，从而完成节段间的稳定。由于固定节段有良好的稳定功能，因而术后通常不再需要牢固外固定，患者仅需在背心支架保护下即可早期坐起活动，有利于康复，并减少了因外固定所致的并发症。固定物具有良好的生物相容性，故不必再次手术拆除内固定。

Z 型钢板操作简单、安全、并发症少：传统的 Kaneda、Dick 内固定系统的操作中最大的困难是撑开与加压均是通过不断地纵向拧动螺丝来完成的，由于前路手术部位深，术野有限，加之椎骨的各种解剖突起、膈肌的阻挡等因素，往往使术中操作困难，手术时间延长，增加失血量。相反，Z 型钢板内固定装置均在垂直于椎体面上操作，钢板一端有两排沟槽，加之精制的操作工具，使操作大大简化、快捷。钢板固定于椎体侧方，与各种棍类固定装置相比，相对凸出骨面面积大大减少，无刺激膈肌、胸壁的问题，因而术后异物感明显减少。

Z 型钢板操作要领：①充分显露病变节段及其上、下各一个椎体，特别是椎体前缘要适当显露，确保钢板置于胸腰椎椎体侧方。②正确安放上、下位椎体的螺栓是完成本手术的关键。根据前述的进栓要领，可以做到一次成功。③螺栓、螺钉置入深度，以超过对侧皮质一个螺纹为适宜，过深易伤及对侧组织，过浅则影响力学强度。有条件时，应在“C”型臂 X 线机监视下进行。④正确使用撑开和加压装置，撑开与加压均作用于螺栓，把握好撑开与加压的力度至关重要。

内固定器加充填物：多用于原发恶性或转移性椎体肿瘤。内固定器同上述，充填物包括骨水泥和羟基磷灰石块等。

人工椎体置换术：各种金属椎体、生物陶瓷椎体、钛网加植骨等多用于中、下颈椎和中、下胸椎的原发性肿瘤，术中制作的钢棒加骨水泥人工椎体多用于转移瘤。

后路手术稳定性的重建：主要适用于椎弓肿瘤边缘性切除后脊柱稳定性的重建，其次用于超过一个椎体的单发转移瘤或多发性骨髓瘤、多发性转移瘤，前路手术难以切除或预后差、切除价值不大者。后路椎板扩大切除后，从椎管后外侧绕到前外侧切除肿瘤和病理性后凸骨块，解除脊髓或马尾的压迫，恢复脊柱轴线。

重建方式如下。①椎弓根螺钉固定后外侧植骨术：生物力学稳定，固定确实，手术创伤小，现已成为最常用的后路内固定物。第一类是椎弓根螺丝钉加螺纹棒或棍或杆，如 Dick、APF、RF、AF。多用于T_8～L_5的短节段固定，TSRH、Trifix 和 Isola 可用于胸腰椎各段下达骶骨，上端与下端固定到正常椎体，连接长棒跨越病椎作长节段固定。第二类是椎弓根螺丝钉加钢板，如 Roy-Camille 和 Steffee 内固定系统，可做长短节段内固定。②双 Harrington 棒或 CD 棒与椎板下节段钢丝固定后外侧植骨术：首选用于需作长节段固定者。③矩形或 U 形 Luque 环与椎板下节段钢丝固定后外侧植骨术：可用于长节段固定，也可用于颈椎及上胸椎的短节段固定，但不具有支撑与防压缩的作用。

前后路联合手术稳定性的重建：适用于原发性肿瘤侵犯椎体和椎弓，也用于预后稍好的椎骨单发转移瘤，行全脊椎切除后椎骨缺损的重建。重建方式可选择：①前路肿瘤椎体切除后，用自体或异体长管骨植骨，加用或不用椎体内固定器；后路肿瘤椎弓切除后，用长段内固定器，如双 Harrington 棒或 CD 棒与节段钢丝固定。②全脊椎切除后，前路用钛合金人工椎体，后路用 TSRH、Isola 或 Trifix 后路内固定系统。

第三节　骨巨细胞瘤

骨巨细胞瘤是一种常见的侵袭性骨肿瘤，富含血管，瘤细胞呈肥大的梭形或卵圆形，并见大量散在均匀分布的破骨细胞样多核巨细胞。该瘤最常累及长骨的骨端，呈膨胀性、溶骨性破坏，局部刮除治疗易复发，少数病例可发生肉瘤样恶变，甚至发生肺转移。自从 Cooper 最早描述该肿瘤以来，有关其组织来源和良、恶性问题一直有所争议。我国自 20 世纪 50 年代开始研究骨巨细胞瘤，曾将其分为良、恶性 2 类。WHO 将骨巨细胞瘤归为一类，认为该瘤具有局部侵袭性或潜在恶性，原发恶性者极其罕见，多为放射治疗或反复刮除术后继发的恶变。

一、发病情况

骨巨细胞瘤是我国常见的骨肿瘤，据部分学者统计，良、恶性骨巨细胞瘤占原发骨肿瘤的 13.62%，仅次于骨软骨瘤和骨肉瘤，居第三位。该瘤在西方发生率相对较低，约占原发骨肿瘤的 4%。

骨巨细胞瘤发病年龄多在 20～40 岁，15 岁以下及 55 岁以上的病例较少见，无明显性别差异，多发生于四肢长骨的骨端，常见于股骨下端、胫骨上端和桡骨下端，绝大多数患者的骨骺板已闭合。长骨以外则以骶骨和脊椎多见。

二、临床表现

(一)症状、体征

主要症状为患部酸胀痛、钝痛与压痛。位于胫骨上端、桡骨下端等表浅部位者，可于早期出现局限性隆起或肿块。患部功能活动受限，皮温可增高。肿瘤穿破骨皮质侵入软组织时，局部肿块更为明显，表面皮肤呈暗红色，静脉可充盈曲张。少数患者以病理骨折为始发症状。位于脊椎的肿瘤可产生不同程度的脊髓压迫症状。

(二)影像学表现

1.X 线表现

典型表现为长骨骨端偏心性、膨胀性透亮区，可有肥皂泡样分隔，骨皮质菲薄，无骨膜反应。破坏区直达软骨下骨，边界较清楚，无硬化及成骨反应(图 6-2)。少数病例骨皮质穿破，关节面塌陷，并发病理性骨折。Campanaeci 等根据不同的 X 线表现将骨巨细胞瘤分为三期：静止期(Ⅰ型)、活跃期(Ⅱ型)、侵袭期(Ⅲ型)。Enneking 将其作为外科分期的依据之一。静止期骨破坏主要局限于髓腔内，骨皮质无或很少累及，破坏区周围常有一个硬化边缘。活跃期骨皮质膨胀，变薄，边界欠清楚。侵袭期表现为边界不清的溶骨性破坏，骨皮质穿破，肿瘤侵入软组织。临床实践表明，所谓放射学上的侵袭特征，与组织学表现及肿瘤的生物学行为常不相吻合，其实质可能为肿瘤发展的不同阶段。

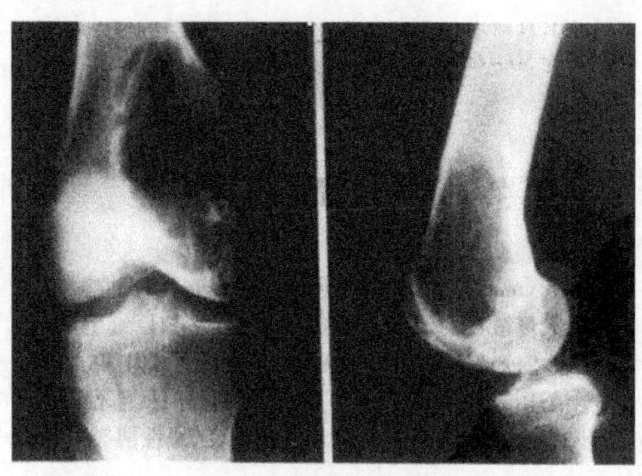

图 6-2　股骨下端骨巨细胞瘤 X 线片

2.CT 与 MRI 图像

骨巨细胞瘤一般采用普通 X 线检查即可明确诊断，在脊柱、骨盆和股骨颈等结构复杂、重叠较多的部位，CT、MRI 有助于了解肿瘤的破坏范围与浸润情况。CT 表现为溶骨性破坏，可发现骨皮质穿破部位。骨巨细胞瘤的 MRI 表现较有特征性，T_1 加权像呈低信号，T_2 像呈边界较清楚的高信号（图 6-3）。肿瘤内出血时，T_1、T_2 像均可表现为高信号。

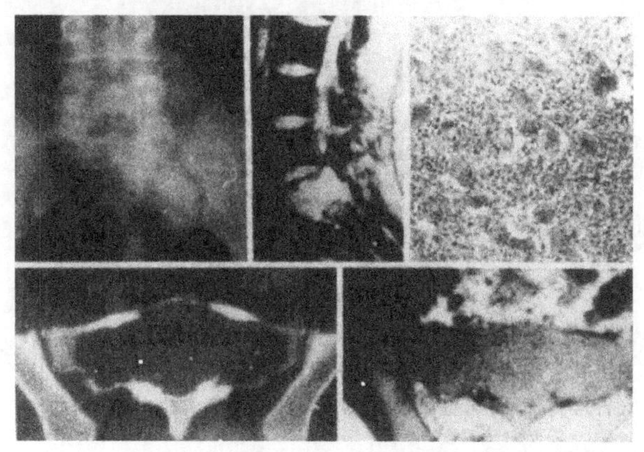

图 6-3　骶骨巨细胞瘤的 MRI 表现

三、病理改变

（一）肉眼所见

肿瘤组织呈红褐色，质软而脆，常见出血、坏死或形成大小不等的空腔，内含棕黄色或紫红色液体。有时肿瘤组织大部分是巨大空腔，其间仅见薄层纤维间隔，很像动脉瘤样骨囊肿。肿瘤常侵犯至关节软骨下骨，致使关节软骨失去支撑而塌陷，穿破骨皮质时，则形成软组织肿块。股骨下端的肿瘤，可沿交叉韧带起止处侵入关节腔内。

(二)显微镜检查

骨巨细胞瘤主要由单核基质细胞和多核巨细胞2种瘤细胞成分构成。单核基质细胞呈圆形、椭圆形或梭形,较肥硕。多核巨细胞均匀散布于大量单核基质细胞之间,体积巨大,胞质红染,核多而圆,聚集于细胞中央(图6-4)。肿瘤富含血管,血管腔内有时可见瘤细胞。此外,肿瘤组织中常并发新旧出血、坏死、空腔形成及动脉瘤样骨囊肿。Jaffe等曾根据骨巨细胞瘤的组织学表现将其分为三级:一级多核细胞较多,单核基质细胞分化良好,为良性;三级多核巨细胞少,基质细胞分化差,核分裂象多,为恶性;介于两者之间者为二级。临床研究发展,不少一级骨巨细胞瘤复发,甚至发生肺转移。因此,Jaffe分级不能作为判断预后的指标,已逐渐被淘汰。

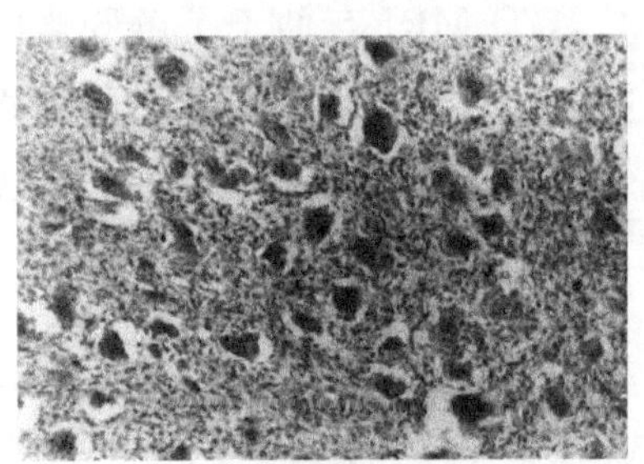

图6-4　骨巨细胞瘤光镜下表现(×200)

四、诊断与鉴别诊断

强调临床、病理、影像学三者结合。放射学上应注意与骨囊肿、动脉瘤样骨囊肿、骨母细胞瘤、软骨母细胞瘤、纤维肉瘤、恶性纤维组织细胞瘤等溶骨性病变相区别。病理方面主要和含多核巨细胞的肿瘤及瘤样病变鉴别。

(一)动脉瘤样骨囊肿

囊壁内可见散在或聚集成群的多核巨细胞,但以含血液的大小不等的腔隙为主要成分。分隔腔隙的是厚薄不等的囊壁,在实质部位主要是纤维组织、骨样组织与成骨组织,并见含铁血黄素、组织细胞及数量不等的炎症细胞。

(二)甲状旁腺功能亢进引起的棕色瘤

临床上表现为广泛性骨质疏松、吸收,伴边缘清晰的囊性骨破坏,血中甲状旁腺素分泌增多等生化改变。另外,软骨母细胞瘤、软骨黏液样纤维瘤、非骨化性纤维瘤、骨样骨瘤、骨母细胞瘤、骨肉瘤、纤维肉瘤等瘤组织中有时可见散在的多核巨细胞，但不是主要的瘤细胞成分。

五、治疗

骨巨细胞瘤的治疗以手术为主。由于大部分恶变病例均与放射治疗有关，故放疗仅适用于脊柱等手术难以彻底刮除或切除肿瘤的部位。手术方法取决于肿瘤破坏范围、恶性程度、关节面是否塌陷及技术条件。对于肺转移灶，行楔形切除或瘤块摘除常可取得较好效果。

(一)肿瘤刮除瘤腔灭活植骨术

适用于关节面尚完整的初发病例和部分复发病例。行刮除术时，骨窗大小宜适度，力求直视下彻底刮除肿瘤，并注意保护手术野，以免造成软组织内瘤细胞种植。为了减少肿瘤复发，刮除后的瘤腔可酌情选用10%甲醛、95%乙醇或50%氯化锌处理，也可采用液氮冷冻灭活。在处理瘤腔前，先妥善保护周围毗邻的重要血管神经及正常组织，然后用纱布团蘸处理溶液，仔细涂擦瘤腔壁3遍，5～10分钟后用大量生理盐水冲洗。近年来，有学者采用微波天线插入瘤体内原位加温50 ℃，灭活30分钟后再刮除肿瘤，认为可明显降低局部复发率。经处理后的瘤腔可用自体骨、同种异体骨植骨，或采用羟基磷灰石、骨水泥等填充。对于瘤腔较大、刮除后残留的骨壳很薄弱、易出现关节面塌陷者，可用“T”形骨块支撑植骨，周围填充碎骨块；也可直接用骨水泥填充。

(二)肿瘤节段截除功能重建术

1.适应证

(1)肿瘤侵犯绝大部分骨端，关节面即将塌陷或已塌陷者。

(2)临床病理表现已有恶性倾向者。

(3)腓骨小头、尺骨小头等处的骨巨细胞瘤切除后功能影响较小者。

2.重建方式

瘤段切除后可根据情况选用不同方式重建肢体功能。

(1)关节融合术：适用于股骨、胫骨、肱骨和尺桡骨上、下端的巨细胞瘤，广泛性瘤段切除后做髋、膝、肩、肘或腕关节融合。股骨下端、胫骨上端肿瘤段切除后，可用髌骨、自体髂骨、带血管的游离腓骨植骨，行膝关节加压融合。此法重建了患肢的负重行走等功能，但丧失了关节的活动度。

(2)关节成形术。①异体半关节移植术：用同种异体的股骨下端、胫骨上端、肱骨上端移植，替代切除的瘤段骨。由于异体骨爬行替代缓慢，关节软骨易变性塌陷，故异体骨关节移植重建的关节功能常不理想，且有并发骨折、感染等风险。

②自体腓骨上端移植术：对于切除的肱骨上端、桡骨下端，可采用带血管的自体腓骨上端游离移植重建肩、腕关节，其功能优于异体骨关节移植，但创伤及手术难度较大。

(3)人工假体置换术：适用于股骨、胫骨、肱骨和桡骨下端的巨细胞瘤。术前根据影像学资料设计订制假体。广泛性瘤段截除后，可根据骨缺损情况，选用合适的人工假体置换，重建肢体和关节的功能。此法可早期恢复肢体功能，但因肿瘤假体杠杆长，易松动、断裂，远期效果大多不满意。

(4)异体骨和人工假体复合移植术：肿瘤广泛性截除后，根据骨缺损情况，采用复合大段异体股骨、胫骨或肱骨的人工关节重建肢体功能，既解决了骨缺损问题，又恢复了关节的活动度，兼具异体骨移植与人工关节两者之优点，更符合生物力学，近年来已广泛用于肿瘤保肢术。

(三)截肢术

对于骨巨细胞瘤施行截肢术应十分慎重，仅限于有明确恶变证据或局部软组织神经血管广泛浸润无法彻底切除者。

六、预后

骨巨细胞瘤具有潜在恶性，刮除后有25%～35%局部复发，且多发生于术后3年内。瘤段广泛切除可降低复发率，但常影响肢体功能。少数病例发生纤维肉瘤样恶变，多与放射治疗有关，原发恶性骨巨细胞瘤罕见。1%～2%的患者可发生肺转移，手术切除肺转移灶预后良好，只有极少数患者死于广泛肺转移。

有关骨巨细胞瘤生物学行为的影响因素和预后判断，目前知之甚少，有待于进一步深入研究。

第四节 骨转移瘤

骨转移瘤是指原发于某器官的恶性肿瘤细胞(大部分为癌，少部分为肉瘤)自某器官分离，通过血液循环或淋巴系统进入脉管，被送至远处，出脉管，最后停留到某骨骼重新获得血供，肿瘤细胞生长繁殖所产生的继发性肿瘤。它不包括在骨骼附近生长的肿瘤直接侵犯到骨骼的病例，也不包括血液或淋巴系统的全身性或多发性肿瘤同时侵犯骨骼的病例，如多发性骨髓瘤、多灶性骨肉瘤、恶性淋巴瘤和白血病等。

任何器官的恶性肿瘤，特别是癌，多数通过血循环，包括通过脊椎静脉系统，少数通过淋巴系统，都可以发生骨转移，其中较常见的原发瘤的骨转移率为乳腺癌 49%～84%、前列腺癌 47%～84%、甲状腺癌 27%～50%、肺癌 23%～44%、肾癌 33%、子宫颈癌 11%～20%。

在临床上有 33%～50%的病例找不到原发瘤，而以骨转移瘤为首发病，有的尸解亦未发现原发瘤，估计原发瘤很小而不易找到或原发瘤已消失，而转移瘤发展为主要病理。

一、性别、年龄与部位

两性各有其独特的癌瘤，如女性的卵巢癌、宫颈癌和阴道癌，转移都在女性；男性的前列腺癌和阴茎癌，转移都在男性，而乳腺癌是女性多患，骨转移就以女性为多。至于其他系统的肿瘤，转移和性别关系不大。从一般统计上看，总数上男性患者多于女性，不过有资料表明在脊柱的转移瘤中，男女性别无明显差异。

发病年龄以 40～60 岁最多，60～70 岁次之，小于 40 岁少见。10 岁以下儿童也可发生骨转移瘤，主要来源是肾上腺或交感神经节的成神经细胞瘤。

骨转移部位按次序排列最多是躯干骨，常在盆骨、腰椎、胸椎、颈椎、胸骨、肩胛骨、锁骨和肋骨；其次是四肢骨，常在股骨近端和肱骨近端，很少发生于肘和膝平面远侧的骨骼，肢端者少见；再次是颅骨，为成神经细胞瘤转移的好发部位。一般认为向邻近骨骼转移多经淋巴系统途径，如乳腺癌、肺癌和肾癌多转移到胸椎；前列腺癌、子宫颈癌和直肠癌多转移到腰椎；鼻咽癌和甲状腺癌多转移到颈椎、锁骨和颅骨。较远部位骨骼的转移，只有通过血循环途径才能达到。

二、症状和体征

病史及全面的物理学检查可以早期发现骨转移瘤，从症状出现到确诊，一般为数月。部分或大部分患者有原发瘤的病史或症状，在治疗期间或治疗后数月或数年出现骨转移症状。33%～50%患者无原发瘤症状，骨转移瘤的症状和体征成为首发。这类患者的原发瘤常为肾癌、甲状腺癌、肝癌等。

骨转移瘤常见的症状和体征如下。

(一)疼痛

疼痛是最常见的症状，程度不等，多为深层钝痛、间歇性，与活动无关，初起时因疼痛轻微常被忽略，逐渐加重，呈持续性恒定的疼痛时才引起注意。当肿瘤压迫或侵袭神经根或神经丛时，表现为剧痛，沿神经放射，夜间为甚，制动和一般止痛剂无效。由于半数的转移瘤在骨盆和胸腰椎，所以胸腰背痛、束带感、肋间神经痛或坐骨神经痛常为首发症状。

（二）压痛和叩痛

在病变区多有恒定而局限的压痛和叩击痛。

（三）活动受限

活动受限是常有的症状和体征。患部癌性疼痛、肌肉痉挛、肿胀和肿块、病理骨折等，均使患部活动受限。

（四）肿胀和肿块

肿胀和肿块为晚期表现，位于深部的转移瘤，物理学检查不易发现肿胀和肿块。位于表浅部位常可发现患部肿胀，可触及肿块，一般较硬，无明显界限，与深部组织固定，不活动。

（五）病理骨折

由于癌瘤造成溶骨性破坏、骨缺损、骨的强度下降，无外力或轻微外力即造成病理性骨折。部分患者平时无任何症状，偶尔轻外伤即发生骨折，照X线片后才发现是骨肿瘤，再病检证实是骨转移瘤，而以病理骨折作为首发症状就诊。

（六）瘫痪

脊柱转移瘤压迫和侵犯脊髓，引起脊髓该节段平面以下的截瘫；压迫马尾神经，引起下肢或鞍区神经痛、感觉减退、肌力减弱、括约肌功能障碍致大小便困难、肢体不灵；压迫和侵犯脊神经，可引起该神经支配区域的感觉减退、肌力减弱以至麻痹。

（七）全身症状

因原发瘤而全身情况较差所致的全身症状，可有消瘦、贫血、低热、乏力、食欲减退等。无原发瘤症状者，一般情况尚好，但也可逐渐出现上述全身症状，随骨转移瘤的发展而加重。并发高钙血症者，可出现胃肠功能紊乱。

三、实验室检查

骨转移瘤多有贫血，白细胞略增高，血沉增快，血浆蛋白下降，白、球蛋白比例可倒置。约10%的乳腺癌、肺癌、肾癌和肝癌骨转移的血钙升高，血磷下降。在成骨型的转移瘤中，血清碱性磷酸酶可增高，前列腺癌转移中，酸性磷酸酶增高。免疫学检查有时可发现血清抗体滴度的变化。

四、影像学检查

(一)X 线片

X 线片是最常用和最基本的诊断方法。骨转移瘤在 X 线片上表现为溶骨型、成骨型和混合型 3 种类型,以溶骨型最多见。溶骨型髓腔和皮质都有不规则的溶骨性破坏,无明显膨胀,多呈虫蚀样、穿凿状骨质缺损,界限不清楚,边缘不规则,周围无硬化骨(图 6-5);成骨型呈斑片状密度增高,骨小梁紊乱,破坏区显示不规则致密阴影,很少有骨皮质膨胀和骨膜反应;混合型兼有溶骨与成骨型 2 种阴影。通常在 X 线片上显现出异常时,说明肿瘤已超过 1 cm 或骨破坏已达到所累及骨质的 30%～50%。

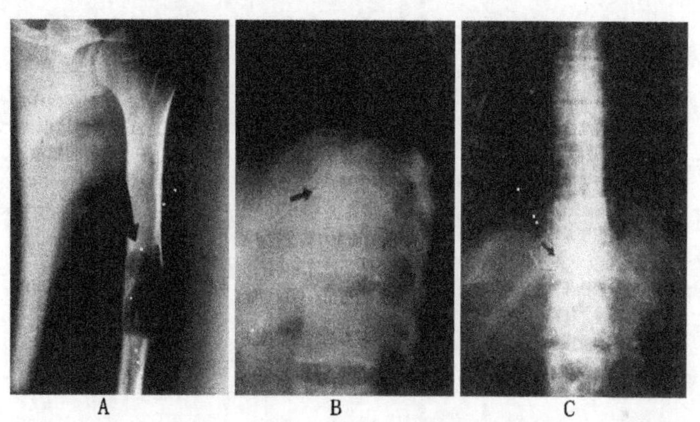

图 6-5　A.右肱骨肺癌转移 B.T_{12} 椎体胃癌转移 C.T_{12} 椎体胃癌转移

(二)CT 与 MRI

一般 X 线片很难清晰显示某些部位,如肩胛骨、脊柱和骨盆的侵犯范围,而 CT 与 MRI 可清楚显示这些部位较小的病灶范围,肿瘤内部结构,与周围软组织的关系,特别是 MRI 只要骨髓脂肪受到侵犯,即可反映转移瘤在 T_1 加权像呈低信号,T_2 加权像呈高信号有利于脊柱转移瘤的早期诊断。在显示软组织方面分辨率高,能清楚显示脊髓或脊神经、血管的受压与受侵犯的情况,有利于判断病变的发展阶段(图 6-6)。

(三)放射性核素骨显像

放射性核素骨显像对骨转移瘤的诊断价值较大,是早期发现骨转移瘤的有效方法。目前 ^{99m}Tc 最常用,95%～97%骨转移病例对骨显像敏感,转移灶在早期既有功能代谢改变,骨质也有异常。全身骨显像一般可较单纯 X 线片早 8～15 个月发现和确定转移灶的多少、部位和范围,表现为异常的放射性浓集,但缺乏特异性。骨显像呈阳性者,仅55%为真正的骨转移瘤,假阳性者有25%为外伤,10%为炎症,10%为其他良性病损。

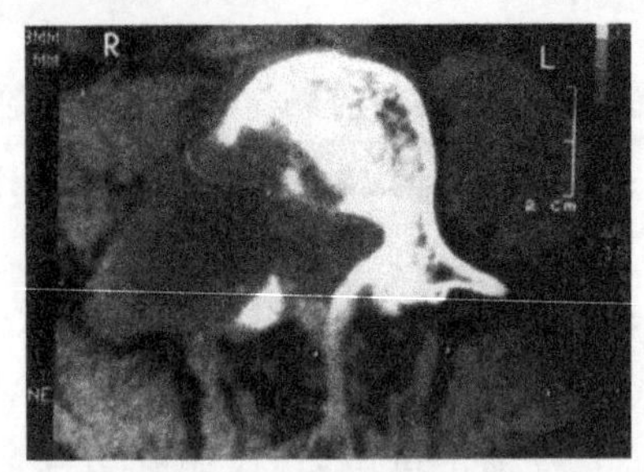

图 6-6　L_3 椎弓根转移瘤侵犯椎管和椎旁软组织

五、骨穿刺活检

病检是转移瘤必不可少的诊断手段和依据,是明确有无转移及其类型的唯一方法。对溶骨性病灶,可局部穿刺活检以明确诊断。骨转移瘤多为腺癌,而鳞癌很少。瘤细胞分化有好有差,若无原发瘤的病检证据,单凭转移瘤细胞,很难判定来源。只有少数分化较好的转移瘤,如甲状腺瘤的滤泡形成、肾癌的透明细胞及成神经细胞瘤等,才可提供原发瘤的诊断依据。

六、诊断和鉴别诊断

凡有过癌瘤病史或正在治疗期间,躯干或四肢近端某处疼痛短期内不缓解,即应高度怀疑癌瘤骨转移;对中年以上患者,虽无原发瘤病史或症状,因某处疼痛经综合治疗不愈时,应注意疼痛的持续性和夜间加重的特点,应随时想到骨转移瘤的可能;X线片在早期常需动态观察1～3个月才能明确,MRI和核素骨显像可早期发现骨转移瘤,可作早期的定位诊断。对已有X线变化的溶骨性病变,可作穿刺活检以明确病理诊断。

综合骨转移瘤的临床与影像学表现时,需要同一些原发性骨肿瘤或骨疾病相鉴别。

(一)单发溶骨性转移瘤

有时需和单发骨髓瘤、恶性淋巴瘤、纤维肉瘤和巨细胞瘤相鉴别。

(二)单发成骨性转移瘤

中年以上者有时需同成骨性肉瘤、成骨细胞瘤、硬化性骨髓炎、骨蜡烛变等相鉴别。儿童则需与尤因肉瘤相鉴别。

（三）多发性溶骨性转移瘤

需与多发性骨髓瘤、甲状旁腺功能亢进等鉴别。

（四）老年性脊椎转移瘤

需与老年性骨质疏松症鉴别。转移瘤无代谢与内分泌紊乱。脊椎骨质疏松，常并发压缩性病理骨折，且病程较长，症状可缓解，X 线片动态观察变化不大，无进行性骨破坏，ECT 无核素浓集，MRI 的 T_1 和 T_2 加权图像无信号改变，且经激素或骨质疏松药物治疗后逐渐好转。

七、骨转移瘤的治疗

骨转移瘤的治疗原则，包括原发灶、转移灶和并发症的治疗。要根据原发灶的性质和种类，对药物和放射线的敏感程度，转移灶的数量、部位和大小，有无其他脏器的转移及全身情况，有无病理骨折和截瘫等，采用不同的方法进行综合治疗，以缓解症状，延长生命。

（一）寻找原发灶，积极治疗原发瘤

曾有过肿瘤病史或正在治疗某器官的肿瘤者，肿瘤的性质已经病检确诊，原发灶比较肯定，已经处理或正在处理原发灶，临床上很大一部分是以转移瘤症状就诊，手术病检才证实为转移瘤，而原发灶不清楚，需要在处理转移灶的同时，寻找原发灶。对找到的原发灶实行根治性切除或姑息性切除，不能手术切除者可根治性放疗、放射介入治疗或选择性动脉栓塞治疗，去除癌瘤的原发灶，避免原发灶癌瘤继续向全身转移。也只有找到原发灶，进一步明确转移瘤的来源，才能根据原发瘤的病理分类，选择进一步个体化的放疗或化疗方案。

（二）综合治疗转移瘤

1.全身治疗

（1）化疗：各种不同类型肿瘤有其各自敏感的化疗药物。不管原发瘤是否切除或复发，均可联合运用对原发瘤有效的化学药物，以消灭亚临床病灶及微小转移灶，降低转移率。已经临床证实化疗对乳腺癌、小细胞肺癌和生殖细胞肿瘤的骨转移有效。乳腺癌转移多用 AC 或 FAC 方案，小细胞肺癌转移多用 VAP 或 MCC 方案，前列腺癌转移可用 AMF 方案，甲状腺癌转移可用 AP 或 AVP 方案。

（2）激素治疗：部分癌瘤对激素敏感，能起到一定的抑制作用。①乳腺癌骨转移：雌性激素受体试验阳性者可用三苯氧胺或者用睾酮 100 mg 肌内注射，每周 3 次，同时配合卵巢切除和肾上腺切除。②前列腺癌骨转移：可用雌二醇氮芥

或用女性激素，每天 5 mg，同时配合睾丸切除。③子宫和卵巢癌骨转移：每周 3～5 g黄体酮。④甲状腺癌骨转移：用碘塞罗宁每天 20 μg 口服，逐渐增加到每天 80～100 μg 口服。⑤肾癌骨转移：每天用黄体酮 300～500 mg 肌内注射。部分患者有效，若 8 周后无反应，可改用睾酮 100 mg 肌内注射，每周5 次，合并泼尼松效果较好。⑥睾丸癌骨转移：用女性激素，每天 5 mg。

(3)骨溶解的治疗：瘤细胞一方面破坏骨的矿物性基质，另一方面间接刺激破骨细胞，增强骨溶解，使破骨细胞的骨溶解和成骨细胞的新骨形成的动态平衡受到破坏。因此，需采用能抑制破骨细胞活性的药物，如二磷酸盐和降钙素等。目前国内常用的是骨磷（氯甲双磷酸盐），每天 300 mg 缓慢静脉滴入，连续 3～5 天，也可口服，每天 1 600～3 200 mg，分 2～3 次服用，其 80%通过泌尿系统排泄，肾功能不良者慎用。另一常用药物是降钙素，它能抑制骨吸收，抑制骨转移瘤引起的高钙血症，阻止癌痛诱导因子的释放，可作为晚期骨转移瘤的一种止痛措施。降钙素能抑制肠道钙的吸收，故在使用降钙素时应酌情加用钙和维生素 D。

(4)放射性核素治疗：自 1942 年应用放射性锶（^{89}Sr）治疗骨肿瘤以来，相继出现放射性磷（^{32}P）、碘（^{131}I）、钇（^{90}Y）、铼（^{186}Re）、钐（^{153}Sm）等标记物。到 20 世纪 80 年代初期，又筛选出一批能发射 γ、β 射线，具有较高生物杀伤力的放射性核素，这些核素与载体相结合后能选择性浓聚在转移灶，发出 γ、β 射线以杀伤肿瘤细胞。目前常用^{153}Sm 和^{89}Sr，而^{153}Sm-EDTMP 在骨瘤中的亲和力比正常骨高 16 倍，半衰期为 46.6 小时，制备方便，不良反应小，可以大剂量反复使用，能杀伤肿瘤，缓解疼痛。适应证为临床、影像学和病理确诊的骨转移瘤患者；骨转移瘤所致的剧烈疼痛，放疗、化疗或激素治疗无效者；白细胞$>3.5\times10^9$/L，血小板$>90\times10^9$/L。^{89}Sr 能与羟基磷灰石晶体结合，在全身骨滞留量为 30%～80%。放射纯 β 射线能量最高为 1.46 MEV，对乳腺癌和前列腺癌骨转移的效果较好，但半衰期较长，为 50.6 天，给第二次用药带来不便，不能对病变组织做出定位和了解其生物学分布情况。

(5)免疫学治疗：①干扰素对一些癌瘤有效，可用重组 α-2a 干扰素（罗扰素）、重组 α-2b 干扰素（安福隆），多与化疗或放疗综合运用。②用肿瘤疫苗，激活自身免疫。③T 淋巴细胞治疗。抽自体静脉血 20 mL，体外培养激活 T 淋巴细胞，使其变成对肿瘤细胞具有较强杀伤力的致敏 T 淋巴细胞，再回输入体内，该致敏 T 淋巴细胞在体内可直接攻击杀伤肿瘤细胞。④高聚金葡素 500～1 000 U，肌内注射，每天 1 次，2 个月为 1 个疗程。

2.局部治疗

(1)放疗:骨转移瘤重要的姑息治疗手段。根据原发瘤对射线的敏感程度可作为单独的治疗措施,也可作为化疗或手术的辅助治疗,对缓解疼痛的效果甚好,目前约80%病例放疗可明显或完全解除疼痛。除多发性转移外,一般以放疗为首选。单一病灶放疗不仅解除疼痛,还可长期控制病灶的发展。根据不同癌瘤的性质和不同的病情,可采用少次数大分割剂量放疗和常规剂量放疗,前者采用(25～30)Gy/(7～10)d,此法快速、经济方便,适合行动不便者,但疼痛缓解时间短;后者采用(40～50)Gy/(4～5) W,此法疗程长、费用高,但疼痛缓解时间长,适合行动方便者。目前多综合二者的优点,采用30 Gy/2 W。脊柱转移瘤放疗时,应防止放射性脊髓损伤;肋骨转移瘤放疗时,应避免肺的放射性损伤。

(2)手术治疗如下。

脊柱转移瘤的手术治疗:瘤细胞破坏椎骨,造成病理性骨折、脊柱不稳、脊髓受压甚至完全截瘫,严重影响患者的生活质量和生命。在全身治疗的同时常需手术治疗,其目的:①切除肿瘤,明确病理诊断,特别是原发灶不明者,能指导进一步检查和治疗;②重建脊柱稳定性,缓解疼痛,提高生活质量;③去除肿瘤或骨折块对脊髓的压迫,改善瘫痪。

手术适应证:①原发灶不明,肿瘤性质待定,宜在冰冻活检的同时施术者;②椎骨破坏,病理性骨折致脊柱不稳定,有顽固性疼痛者;③肿瘤或骨折块压迫脊髓或神经根致神经功能受损者;④放疗、化疗不敏感的单发转移瘤,疼痛加重、病灶扩大、估计存活能超过6个月者。

转移瘤主要侵犯椎体者,宜行前路椎体肿瘤切除术,脊柱稳定性的重建方式可选择:①椎体钉固定加骨水泥填塞(图6-7);②金属与生物陶瓷人工椎体置换;③钢筋水泥人工椎体;④Kaneda固定器加骨水泥填塞;⑤椎体钢板加骨水泥填塞。

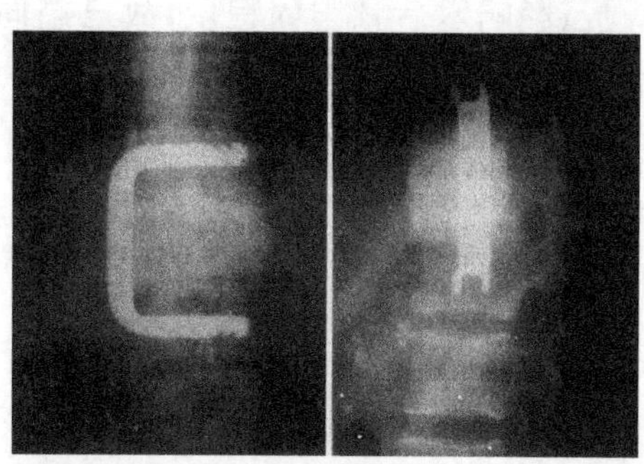

图6-7 T_{12}椎体胃癌转移,椎体切除椎体钉固定,骨水泥填塞术后

转移瘤主要侵犯椎弓者或多个椎体转移、前路手术难以切除或预后差、切除价值不大者，宜行后路肿瘤椎弓切除或椎板切除后，从椎管后外侧绕到前外侧切除部分肿瘤和后凸骨块，解除脊髓或马尾的压迫，恢复脊柱轴线，达到前方间接减压及后方直接减压的目的。脊柱稳定性的重建方式可选择：①经椎弓根螺丝钉内固定系统（AF、RF、Dick 钉、Steffee 钢板和 ARRFS）；②双 Harrington 撑开棒或 CD 棒与椎板下节段钢丝固定；③矩形或 U 型 Luque 环与椎板下节段钢丝固定。

转移瘤侵犯椎体与椎弓者，采用前后路联合途径，行全脊椎切除术。全脊椎切除后缺损椎体的重建可选用：前路用钛合金人工椎体或钢筋水泥人工椎体；后路用钛合金棒或 Harrington 撑开棒或 CD 棒与节段钢丝固定。

肢体、骨盆与肩部转移瘤的手术治疗原则：肢体、骨盆与肩部转移瘤，都是各种恶性肿瘤的晚期表现，常为多发转移，而且有的原发灶不明，全身情况差，不待转移瘤侵犯肢体主要神经血管时，就有肝、肾、脑、心、肺等重要脏器或全身转移危及生命，因此，应以全身治疗为主，局部放疗为首选，转移灶的切除，都采用局部姑息性的瘤内切除或边缘切除，重建稳定性，均可保留肢体，减轻痛苦，提高生活质量。一般没有必要截肢。

肢体骨转移瘤的手术治疗的适应证：①肢体长管骨已发生病理性骨折者；②溶骨性骨破坏超过长管骨皮质横径 50%，濒临病理骨折者；③股骨粗隆部骨缺损超过 2.5 cm 或股骨转移灶直径超过 2.5 cm 大小者；④肢体转移灶放疗、化疗后仍有持续性疼痛，估计生存期超过 6 个月者。

手术的第一步是将骨转移瘤灶做瘤内或边缘性切除。第二步是内固定，其中四肢骨干骨折最适宜用带锁髓内钉内固定，术后可早期下床活动。因骨折端常有骨缺损而加压钢板内固定难以起到加压固定的作用，且应力集中于钢板两端的骨质易造成再次骨折，影响术后骨牢固程度，故已趋向少用；股骨颈病理骨折可采用长柄股骨头或全髋关节置换；股骨粗隆骨折宜用 Gamma 钉、Ziekel 针或重建针内固定，也可采用 Rechards 针内固定。肱骨上端病理骨折可采用人工肱骨上段假体置换。第三步是骨缺损处用骨水泥填充，骨水泥能协助内固定物固定骨折，提高瘤骨的机械强度、增加抗压力和抗扭转力 50%和 70%，而骨水泥并不影响术后的放疗。股骨近端为肱骨近端人工假体置换手术的转移瘤切除术后的稳定性重建提供一种成功的方法，可以通过减轻疼痛，增加独立活动能力来提高患者的生活质量。

骨盆转移瘤的手术治疗的适应证：①转移瘤破坏髋臼或病理骨折影响肢体

行走、负重者；②转移瘤破坏髂骨或骶髂关节，影响骨盆支撑负重者；③查不到原发瘤，需切除转移病灶，以病检明确诊断者。

手术方法如下：查不到原发瘤的耻骨、坐骨单发病灶，未累及髋关节者，切除后对骨盆环的稳定性和髋关节功能影响较小，不影响骨盆的支撑负重，可行局部转移瘤边缘性切除；无须重建骨缺损。髂骨转移瘤切除后造成大块髂骨缺损，影响骶髂负重弓者，可采用钢针、钢板螺丝钉加骨水泥重建骨盆的连续性。

累及髋臼者，根据髋臼病损部位不同，选择下列相应的手术方法。

Ⅰ型：髋臼顶和内侧壁完好、髋臼下及前后方破坏缺损，可采用全髋置换术治疗，肿瘤切除后的缺损可用骨水泥填塞。

Ⅱ型：髋臼内侧壁缺损，先用骨水泥金属网填充缺损区，再通过金属杯将应力引至髋臼缘，然后再安髋臼假体。

Ⅲ型：髋臼外缘及髋臼顶缺损，可用骨水泥充填缺损处，多根斯氏针呈扇形自髋臼外缘打入正常骨质，将应力引向正常骨质。

Ⅳ型：髋臼广泛破坏，但肿块能被完整切除而获得治疗者，仅单处骨盆转移病例可选用内半盆切除，结合术后放疗。

原发灶已切除的单发骨转移灶，溶骨破坏不明显，对骨的机械强度影响较小者还可行瘤骨切除，灭活后再植重建。

肩部转移瘤的手术治疗适用于：①肩胛骨或锁骨转移瘤放疗、化疗无效，估计存活超过半年者；②肩胛骨或锁骨肿瘤，性质难定，需切除肿瘤病检以明确诊断者；③转移瘤破坏肩胛骨或锁骨造成病理骨折或濒临病理骨折者。

手术方法：①放疗、化疗无效的肩胛骨或锁骨转移瘤，可行转移瘤的边缘性切除，缺损区填塞骨水泥；②原发灶不明，肩胛骨或锁骨肿瘤性质难定者，可行肿瘤边缘性或瘤内切除，送病检以明确肿瘤的病理诊断，缺损区填塞骨水泥；③转移瘤致肩胛或锁骨病理骨折或濒临病理骨折者，可行肿瘤边缘性切除，可用特制钢板螺钉或钢针内固定，加骨水泥填塞缺损，重建稳定性。肩关节盂或肱骨头严重破坏者，可行订制型人工肩关节假体置换术。

（三）对症支持治疗

骨转移瘤已是全身各种癌瘤的晚期，全身情况直接关系到对治疗的接受程度和预后。多数患者疼痛、消瘦、贫血、食欲缺乏，不论综合治疗有无效果，在一段时间内存在一些症状，需积极对症治疗，包括输血，输液，纠正贫血和电解质紊乱，补充营养和各种维生素，增强免疫能力，运用中西药物以促进食欲、止痛、降血钙，改善全身情况和各器官的功能。

第五节　成骨源性肿瘤

一、骨肉瘤

骨肉瘤是最常见的原发恶性骨肿瘤，好发于青少年和青年，其病理特点是肉瘤细胞直接形成骨样组织。大多数骨肉瘤恶性程度高，早期发生远处转移。

(一)发病率、发病比率、发病年龄及部位

据统计，每100万人口中有2～3人发病。骨肉瘤在骨肿瘤中的发病比率较高。骨肉瘤占原发性骨肿瘤的12%～20%，占原发性恶性骨肿瘤的20%～40%，是我国居首位的恶性骨肿瘤。骨肉瘤可发生在几乎各年龄组，但多数发生在10～20岁，21～30岁次之。男女之比约2∶1。主要发生在生长活跃的干骺端、股骨远端和胫骨近端是最常见的部位，50%以上的患者肿瘤发生在膝关节周围，次为肱骨近端，腓骨近端和髂骨等处。

(二)临床表现

早期出现疼痛，开始为间歇性隐痛，后为持续性并渐进性加重，夜间痛明显。局部逐渐肿胀，进行性加重。疼痛和肿胀可影响邻近关节的活动。

病史一般2～4个月，肿瘤分化好者病史可在半年。早就诊者一般情况尚好，多数患者经过理疗、药物外敷等不恰当治疗，肿痛没有明显缓解，反逐渐加重。随着病情进展，可出现发热、消瘦、贫血。死亡原因为远处转移。

检查可见局部肿胀、压痛。压痛点在关节旁而不在关节内。肿块的大小或肿胀程度依肿瘤侵犯范围和深浅而有所不同，边界不清。其硬度依肿瘤的成分不同而不同。肿瘤生长增大致表面皮肤张力增高、发亮，皮温可升高，浅静脉怒张。

(三)实验室检查

1.血沉

约半数患者血沉加快，多发生在肿瘤大、分化差、进展快的病例。血沉可作为对肿瘤发展或复发的观察指标之一，但特异型和敏感性不够强。

2.碱性磷酸酶

50%～70%患者升高，骨肉瘤早期、硬化型骨肉瘤、分化较好骨肉瘤、皮质旁

骨肉瘤的碱性磷酸酶可正常。进展快、发生转移的值可明显升高。切除肿瘤和化疗后可降低，复发或转移再次升高。因此，碱性磷酸酶可作为复发和转移的监测和预后评估的指标之一。

(四)影像学检查

1.X 线检查

典型的骨肉瘤表现为长骨干骺端浸润性、弥散性骨质破坏，骨质破坏可呈筛孔状、斑片状或虫蚀状等不同形态，破坏程度不同，范围不一，边缘不清，溶骨性或成骨性为主，或混合存在。可见骨皮质破坏、缺损，断裂，可发生病理骨折，但不多见。病变累及周围软组织，表现为软组织阴影，并可见各种形态的瘤骨阴影，可呈针状、棉絮状或高密度的象牙质样。

骨膜反应呈“Codman 三角”或“日光”放射状。“Codman 三角”是在肿瘤边缘掀起骨膜与皮质相交处，形成新骨，表现为骨膜反应性三角。“日光”放射状阴影是肿瘤向软组织内浸润生长的表现，形成垂直于骨干的肿瘤性成骨。

胸部 X 线片可显示肺转移灶。

2.CT 检查

CT 检查表现为不规则的骨质破坏、肿瘤骨的形成、骨膜反应、软组织肿块及其中的瘤骨形成。可显示骨肉瘤在髓腔内、皮质和软组织受累的范围，有助于肿瘤分期的评估和保留肢体的手术设计，以及适合脊柱、骨盆和部位较深的骨肉瘤。

多数骨肉瘤发现时已侵犯间室外组织，为 $Ⅱ_B$ 期。由于肿瘤的分化不同及发现早晚，肿瘤累及的范围有程度上的不同。肿瘤大小不同、侵犯范围不同，对手术方式的选择和预后有所不同。

肺部 CT 可显示小的转移灶。

3.放射性核素全身骨扫描

其可显示骨肉瘤的部位和范围及骨转移灶的部位和数目，可作为分期的评价之一，也可作为随访的检查内容。

4.血管造影

临床上可在术前辅助介入治疗时通过血管造影了解肿瘤血液供应特点，肿瘤与主要血管的关系，为设计手术方案提供参考依据，同时通过导管进行化疗栓塞。

5.磁共振检查

其作用与 CT 相似，尤其对髓内和软组织病变范围显示更为清楚，适合脊柱、骨盆等位置深在的肿瘤。四肢保肢术前的MRI检查,了解肿瘤在髓腔扩散情况和软组织受累范围,有利于判断截骨平面和切除范围。

(五)病理与分型

1.肉眼所见

肿瘤穿破骨皮质,侵入周围软组织。肿瘤可向髓腔扩散。肿瘤组织呈“鱼肉样”改变,其断面还可见钙化灶、软骨组织、出血、坏死、液化和囊腔形成。肿瘤的肉眼改变和组织密度与肿瘤内所含的组织成分的不同有关。

2.显微镜下所见

梭形或多形性肉瘤细胞及其形成的肿瘤性骨样组织是骨肉瘤的病理特征,后者是诊断骨肉瘤的关键。肉瘤细胞具有明显的异型性,大小不一,核大,形态奇异,核深染,核分裂多见,可见瘤巨细胞。

3.骨肉瘤的分型

(1)根据肿瘤细胞形态:分为骨母细胞型、软骨母细胞型、成纤维细胞型和混合型骨肉瘤。有研究表明,这种分类与预后关系不大。根据分化程度,可分为三级:Ⅰ级肿瘤细胞分化较高,有一定异型性,核分裂少见;Ⅲ级瘤细胞分化很差,明显异型性,瘤巨细胞多见,核分裂多见;Ⅱ级介于两者之间。

(2)骨肉瘤亚型:随着对骨肉瘤的深入研究,发现有些骨肉瘤在临床表现、病理、X线表现、发生部位、恶性程度和预后等与“典型”骨肉瘤有所不同,具有各自的一些特征。从而将一些骨肉瘤从典型骨肉瘤中分出来,形成骨肉瘤的亚型(表6-1)。骨肉瘤可以认为是一组既有共性又由不同生物学特性和临床病理特征构成的肿瘤病变,其恶性程度有所不同。亚型的建立,加深对骨肉瘤的认识,并使诊断和治疗更为合理和准确。

表6-1　常见骨肉瘤分类和亚型

名称	恶性程度
典型骨肉瘤(中央型)	分化差,高度恶性
髓内低度恶性骨肉瘤	分化较好
毛细血管扩张性骨肉瘤	分化差,高度恶性
圆形细胞性骨肉瘤	分化差,高度恶性
皮质旁骨肉瘤	分化较好
骨膜性骨肉瘤	中度恶性
高度恶性表面骨肉瘤	分化差,高度恶性
多中心骨肉瘤	高度恶性

续表

名称	恶性程度
Paget 骨肉瘤	高度恶性
放射后骨肉瘤	低中度恶性

一般分为中心性(髓性)和表面骨膜性两大类。中心性骨肉瘤指原发骨内破坏骨质的类型,包括普通型骨肉瘤、髓内分化好低度恶性骨肉瘤,小圆细胞骨肉瘤和血管扩张性骨肉瘤等,普通型中心性骨肉瘤是最常见的“典型”类型,占骨肉瘤 80%以上,除了髓内分化好低度恶性骨肉瘤,其余各型均为高度恶性、早期转移。

表面性骨肉瘤发生在骨表面,一般较少侵犯骨质,包括骨旁骨肉瘤、高度恶性表面性骨肉瘤和骨膜性骨肉瘤。

(六)诊断

主要依据临床表现、影像学表现和病理活检。质量良好的 X 线对大多数骨肉瘤病例可提供有力的诊断依据。

病理活检是必不可少的诊断步骤,应作为常规。尤其对于拟开展化疗、放疗和截肢等破坏性大的手术时一定要有明确的病理诊断作为依据。可通过穿刺或切开活检获取明确的病理诊断,活检切口需考虑对下一步手术的影响。由于骨肉瘤多数瘤体较大,肿瘤成分较多,不同部位的活检结果可能有差异,而且需要与炎症、有关的肿瘤进行鉴别。如小圆细胞型的骨肉瘤与其他类型的小圆细胞肿瘤的鉴别。成软骨细胞型骨肉瘤与软骨肉瘤的鉴别,骨肉瘤与恶性骨母细胞瘤鉴别,还有纤维肉瘤、尤因肉瘤、转移瘤等。因此,应仔细全面观察细胞的形态,是否有肿瘤性骨样组织,有时还需要做免疫组化作进一步鉴别诊断。

根据 Enneking 的骨肿瘤外科分期,还要考虑肿瘤累及的解剖间室和是否有远处转移。多数骨肉瘤属 II_B 期,但 Enneking 外科分期对累及间室外的 II_B 期,未根据累及的程度不同而做进一步分级。II_B 期肿瘤的手术治疗原则是根治性切除或截肢,但在临床实际,对间室外累及范围小的 II_B 期肿瘤,仍有机会实施广泛性的局部切除。

诊断困难时需要临床,X 线和病理三结合会诊。

(七)治疗

早期发现和及时诊断极为重要,一旦确诊应立即开始治疗。过去骨肉瘤的治疗主要采用高位截肢手术。单纯手术治疗的5年生存率仅有5%～20%。自20世纪70年代开始结合化疗以来，尤其在应用大剂量甲氨蝶呤和四氢叶酸钙解救疗法以来，骨肉瘤的生存率不断提高。

当今骨肉瘤的治疗是以化疗和手术为中心环节的综合治疗，外科治疗包括术前分期的确定、切除肿瘤的“无瘤”技术。手术方式由单一的截肢发展为在有效的辅助治疗基础上选择合适的病例实施保留肢体的方式。化疗是治疗骨肉瘤的重要组成部分，不是可有可无的辅助治疗。化疗包括术前和术后2个阶段。结合静脉化疗和动脉化疗及栓塞，化疗是以大剂量MTX-CF疗法为主联合用药。

1.化疗

(1)化疗的作用与药物选择：手术结合化疗使骨肉瘤的5年生存率由20%增加到50%以上，甚至达到了70%以上，取得了令人瞩目的疗效。化疗作用在于杀灭亚临床转移的肿瘤细胞，抑制或延缓致命的肺转移，同时控制原发瘤的生长，有利于手术切除。新辅助化疗即术前化疗，并根据化疗效果调整术后化疗方案。化疗一经确诊应尽早进行。目前骨肉瘤化疗较多采用的是以大剂量甲氨蝶呤和四氢叶酸钙解救疗法为主的联合用药。其他常用的药物包括阿霉素、卡铂、环磷酰胺和长春新碱等。

(2)大剂量MTX-CF疗法：MTX是细胞周期特异性药物，主要作用于S期，MTX进入机体后，与叶酸还原酶结合。由于MTX与还原酶的亲和力大于叶酸，产生竞争性拮抗作用，使叶酸不能形成四氢叶酸，从而使叶酸不能在合成嘌呤类和嘧啶类化合物时起到辅酶作用，进而影响了DNA和RNA的合成。为了解除大剂量MTX所产生骨髓抑制、肝肾功能障碍等一系列毒性作用，需使用甲基四氢叶酸钙(CF)进行解毒。

甲氨蝶呤的单次用量根据患者的体重或体表面积[(8～10)g/m^2或(200～300)mg/kg]计算。一般单次剂量在5 g以上。达到10～15 g或以上，可在输入MTX前应用长春新碱1～2 mg/m^2，后者为植物药，作用于M期细胞，前者对S期细胞敏感，两者配伍有利杀灭肿瘤细胞。

使用方法是长春新碱1～2 mg/m^2，静脉缓慢注射，1小时后MTX溶于5%葡萄糖500 mL中，在6小时内滴完。输完后6小时开始肌内注射CF 9～12 mg，每6小时注射1次，共12次。

在输入MTX的前一天需进行水化。静脉输入液体2 000～3 000 mL，输入MTX的当天和随后的3天均需补充足够的液体，每天3 000 mL，适量补钾，给予碱性液体碱化尿液，可每天静脉滴注 5%碳酸氢钠 100～200 mL。

(3)大剂量 MTX 临床应用的注意事项：①大剂量 MTX 的应用相当于常规剂量的 300 倍以上，对患者可引起全身的反应，需要医护人员的高度重视。化疗前应进行全面检查，包括心、肺、肝、肾和血液方面。不能应用大剂量 MTX 的情况：诊断不清者；体质虚弱者；严重心、肺、肝肾功能障碍者；血白细胞在4×10^9/L 以下、血红蛋白 80 g/L 以下、血小板 100×10^9/L 以下者。治疗中需密切观察病情的变化，定期复查血常规和有关的生化检验，及时发现毒性反应并给予积极的处理。必要时可进行 MTX 的血药浓度的监测。②治疗中给予适当的支持疗法和对症处理，减轻毒副作用。③在输入 MTX 的前后、注射 CF 时间、次数和安排等每一环节，都必须做好记录和交班，以免延误注射 CF 或漏注射，使 MTX 的毒副作用解救不及时引起严重后果。④记录每天尿量，用药当日和次日应保持尿量在 3 000 mL 以上。

(4)骨肉瘤化疗的其他常用药物包括阿霉素、顺铂或卡铂、环磷酰胺等。

(5)化疗方案介绍：目前常用的骨肉瘤化疗方案不少，包括 Rosen T 系列方案、Jaffe 设计的 TIOS 方案、德奥的 COSS 系列方案、意大利 Rizzoliy 研究所的化疗方案和日本国立癌症中心医院的化疗方案等。

(6)《中华骨科杂志》推荐的化疗方案如下。

推荐化疗方案Ⅰ(图 6-8～图 6-9)。

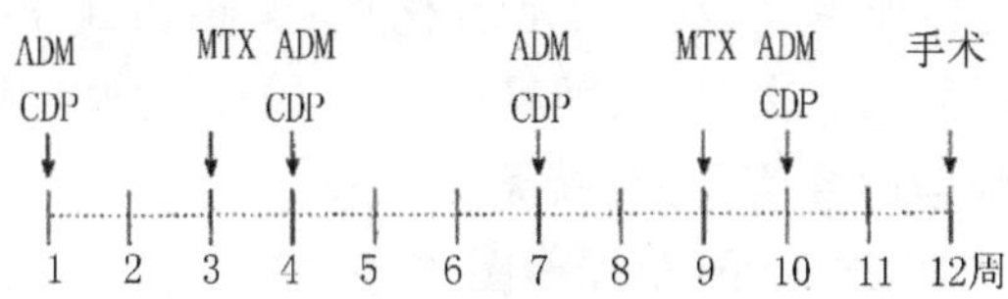

图 6-8　术前化疗

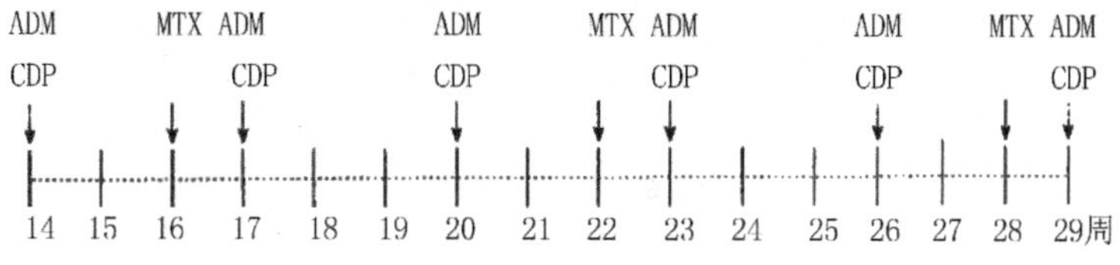

图 6-9　术后化疗

用药剂量：阿霉素 45 mg/m^2，静脉滴入；顺铂 100～120 mg/m^2，阿霉素后第 1 天给药，静脉或动脉；甲氨蝶呤 8～12 g/m^2，静脉 4～6 小时输入，6 小时后 CF 解毒。

推荐方案Ⅱ(图 6-10～图 6-12)。

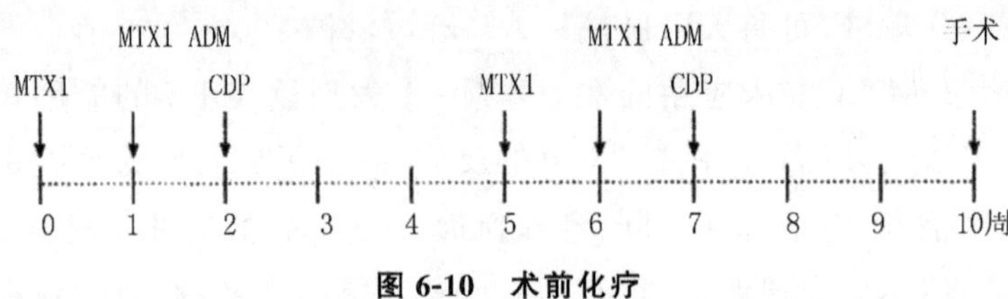

图 6-10 术前化疗

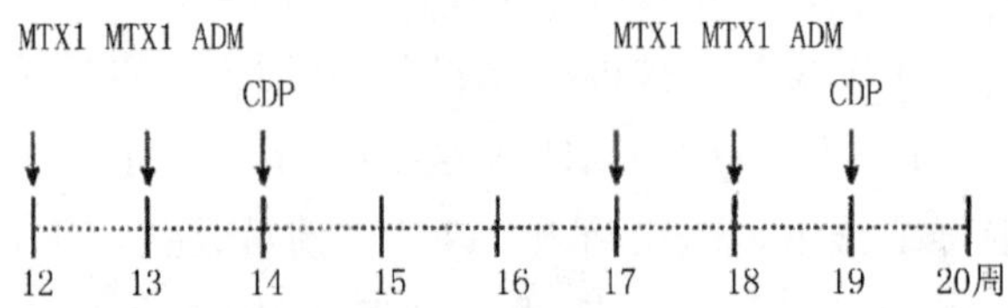

图 6-11 术后化疗(肿瘤坏死率大于 90%)

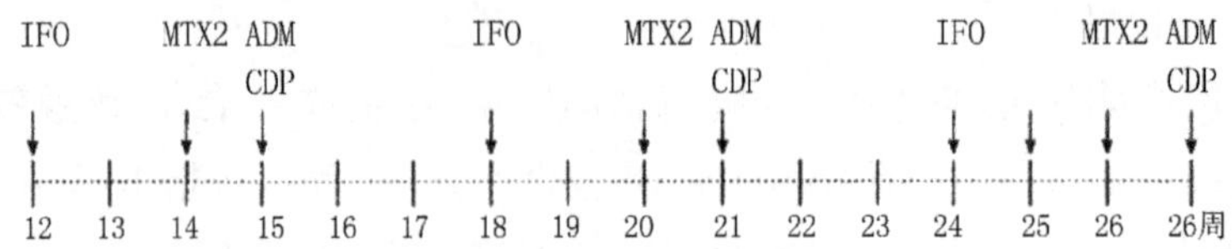

图 6-12 术后化疗(肿瘤坏死小于 90%)

用药剂量:甲氨蝶呤 1,18～12 g/m^2,静脉滴入,6 小时输入,6 小时后 CF 解毒。监测 MTX 浓度,如浓度＜1×10^{-3} mol/L,追加 MTX 2 g/m^2;甲氨蝶呤 2.15 g/m^2,用于肿瘤坏死率＜90%的术后化疗;顺铂,120 mg/m^2,动脉导管滴入,术前第 1 次对局部,第 2 次对肺;阿霉素,60 mg/m^2,术前第 1 次静脉滴入,持续 24 小时,以后为肺动脉导管化疗,持续 24 小时。

美国 Rosen 的 T12 方案(图 6-13～图 6-15)。

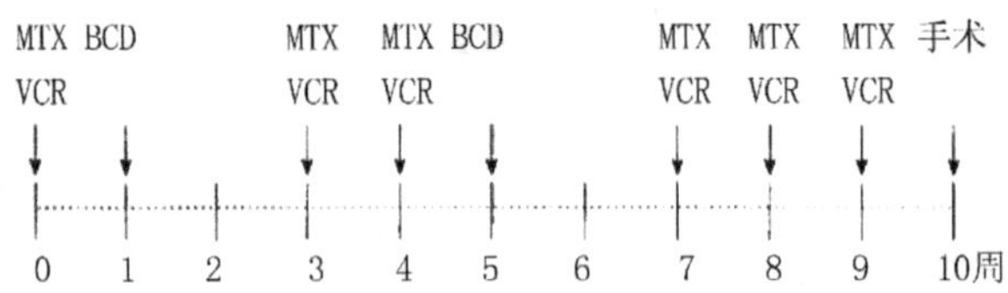

图 6-13 术前化疗

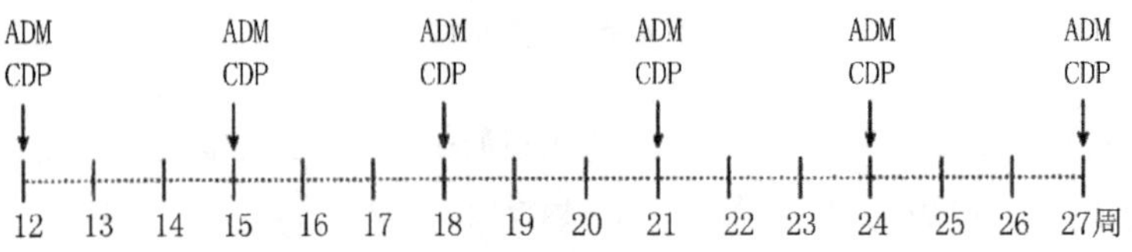

图 6-14 术后化疗(肿瘤坏死率Ⅰ～Ⅱ级)

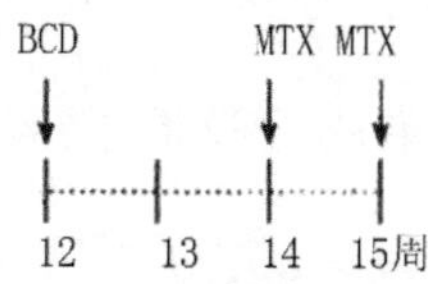

图 6-15 术后化疗(肿瘤坏死率Ⅲ～Ⅳ级)

用药剂量:甲氨蝶呤 8～12 g/m²,静脉滴入,4 小时输入,6 小时后 CF 解毒;BCD 博莱霉素 20 mg/m²,环磷酰胺 600 mg/m²,放线菌素-D 600 μg/m²,静脉滴入,连用 2 天;顺铂 120 mg/m²,静脉滴入;阿霉素 30 mg/m²,静脉,连用 2 天;长春新碱 1.5 mg/m²,静脉滴入。

骨肉瘤化疗方案众多,可根据具体情况选用,其基本内容:①术前化疗;②术前静脉化疗或动脉化疗或两者结合;③术后化疗;④术后化疗用药根据术前化疗效果进行调整,化疗效果好,可重复术前用药,疗效差则调整药物;⑤术后早期用药;⑥化疗药物足量、多药联合、交替用药;化疗的规范化。术后化疗期一般在 1～1.5 年。化疗剂量可结合个体情况调整。

(7)化疗并发症及处理有以下几种情况。

胃肠道反应:常发生在化疗的当天或次日,可持续 3～5 天,表现为恶心、呕吐、食欲减退、口腔炎,甚至腹泻腹痛。可给予泼尼松、昂丹司琼、枢丹、格雷司琼及其他对症药物和相应处理。

骨髓抑制:白细胞受影响最大,血小板和红细胞也可受到影响。白细胞减少多出现在 7～14 天,个别患者可下降到 2×10^9/L 以下。化疗期间应常规应用鲨肝醇、利血生等药物,根据白细胞下降程度适当使用升白细胞药物促进白细胞的回升。当白细胞降到 1×10^9/L 以下时,合并感染的机会将明显增加,需隔离患者、应用抗生素和免疫球蛋白、处理感染灶、加强支持疗法等。可给予少量、多次输血,使用小量皮质激素。血小板减少到 50×10^9/L 以下伴有出血倾向时可输血小板和给予止血药物。对患者全身情况较差、近期做过化疗者应适当减量,给予积极的支持疗法。

肝功能损害:部分患者有转氨酶升高,可给予输入高渗葡萄糖、护肝、大量维生素及对症处理,有利于肝功能恢复。

心肌损害:阿霉素对心肌有损害作用,主要发生在总量超过 500 mg 时,心电图表现为心律失常、T 波低平或倒置。患者表现为心悸。应用阿霉素时需注意总量控制。

黏膜溃疡:表现为口腔、胃肠道或阴道溃疡。给予对症处理,保持口腔清洁卫生。

感染:可发生疖肿等皮肤感染或呼吸道感染,应密切观察,及时发现和积极处理。

局部组织坏死:一些抗癌药物注射时漏到皮下可引起疼痛、肿胀和局部坏死。因此在经血管给药时应避免药物外漏。如药物漏到皮下,应局部注射生理盐水或硫代硫酸钠,以冰袋冰敷,外用氢化可的松软膏,不能热敷。

栓塞性静脉炎:静脉给药可引起静脉炎或栓塞性静脉炎,因此,应注意药物的浓度、变换注射部位,减少或减轻静脉炎的发生。

(8)动脉化疗栓塞:通过动脉插管,对肿瘤供血动脉选择性插管,灌注化疗药物,并进行栓塞。通过化疗药物和栓塞的双重作用,从而减少肿瘤血供,促使肿瘤坏死,使肿瘤缩小,分界变清,有利于手术治疗。如肿瘤不能切除,化疗栓塞对抑制肿瘤发展有一定作用。

(9)对术前化疗反应的评价及意义:有效的术前化疗可杀灭大部分肿瘤细胞,减少扩散和转移的机会,减轻临床症状,使肿块缩小,影像学检查病变部位密度增加,血管造影见血供减少,为手术提供有利条件。

对经术前化疗的手术切除肿瘤标本进行评定,进一步了解骨肉瘤对术前化疗的反应和效果,对预后的评价和术后化疗方案的调整有指导价值。如对术前用药反应良好,大部分区域肿瘤细胞坏死,可继续术前用药。如反应不敏感,杀死肿瘤细胞不到50%,则需调整化疗方案。研究表明,对化疗反应好的病例有较长的无瘤生存期。

(10)化疗耐药性及药敏试验:部分患者对化疗不敏感,可能与肿瘤的耐药性有关。骨肉瘤的多药耐药性(MDR)研究目前正在逐步开展。研究显示,骨肉瘤的*mdr1*基因及其蛋白产物*P-170*过度表达与肿瘤细胞的耐药性有关,*mdr1*基因启动区DNA发生点突变,而且,这些改变与预后相关。临床上通过联合用药、筛选有效药物提高化疗效果,逆转肿瘤的耐药性的研究展现出对耐药性肿瘤治疗的前景。

对骨肉瘤筛选有效化疗药物目前仍未广泛用于临床。主要方法有体外细胞培养方法和动物体内法。在临床应用受到骨肉瘤细胞培养困难、技术要求较高的限制,而且骨肉瘤化疗疗效与多种因素有关,筛选试验与临床疗效的确切关系仍未肯定,但药敏试验的研究显示出疗效改善的前景。

2.手术治疗

(1)截肢术:截肢是治疗骨肉瘤的主要术式之一,适用于肿瘤浸润广泛者。神经血管受侵犯,邻近肌肉皮肤广泛受累,患肢已无法保留。截肢平面原则上应为骨肿瘤外科分期中的根治性截肢手术边缘,即间室外的手术切除。但在某些部位可采用广泛性切除边缘,如股骨下段肿瘤可做股骨中上段截肢术。

下肢截肢后义肢的安装随着义肢技术的不断改进,其功能逐步得到改善。

(2)改良截肢术:在彻底切除肿瘤的前提下,保留肢体的部分功能,从而减轻截肢所带来的残废。①Tikhoff-Linberg 肢体段截术:适用于肱骨上段骨肉瘤,主要神经血管未受侵犯。手术将神经、血管保留,将肿瘤段的骨、肌肉和皮肤一起切除,然后将前臂上移固定于胸壁,主要血管可在切除多余部分后重新吻合。术后患肢虽然明显缩短,但手的功能仍可保留,减轻了残废的程度。②Salzer 手术:下肢旋转成形术,适用于发生在膝关节周围的骨肉瘤,主要神经未受侵犯时。手术保留神经,切除肿瘤段的骨、肌肉和皮肤。将踝关节上移置于对侧膝关节水平,旋转小腿 180°,使跟骨位于前面,胫骨上端与股骨断端固定。优点在于踝关节可代替膝关节的功能,有利于发挥假肢的功能。

(3)保留肢体的手术:随着骨肉瘤的早期和及时的诊断,在有效术前化疗的基础上,肢体重建技术的提高,骨肉瘤保肢术在合适的病例逐步得到开展。

开展保肢术的条件:①骨肉瘤范围较局限,病变主要在骨内,或累及周围软组织的范围较局限,主要神经血管未受侵犯,估计手术可完整切除肿瘤,并可达到外科分期中的广泛切除边缘;②切除肿瘤后仍有正常肌肉维持肢体一定的功能,皮肤应完好;③有条件开展术前和术后化疗;④活检部位需完整切除;⑤有肿瘤切除和各种肢体重建的技术;⑥无远处转移;⑦儿童骨肉瘤因仍在生长发育,而且可调假体的设计和应用仍未成熟,因此多考虑做截肢或改良截肢。但当患儿年龄已较大、肿瘤范围局限、医院具备成熟和丰富经验的肢体重建技术,也可慎重考虑做保肢手术。

不适合保肢手术的情况:①患者年龄小;②肿瘤范围广泛;③软组织条件差;④化疗后肿瘤仍继续增大;⑤主要血管神经受侵犯和局部感染。

肢体重建有以下几种方式。

假体置换:优点有术后早期肢体活动,不受化疗的影响;假体可根据病变部位、大小、形状和长度进行定制。不足是远期效果欠佳,可发生松动、假体折断等并发症。临床常用近段股骨和肱骨假体,人工髋、膝关节等。

骨水泥假体是假体置换的方式之一。

自体骨移植：可采用吻合血管或游离自体髂骨或腓骨移植修复骨肿瘤切除后的骨缺损。根据具体情况进行关节重建或关节融合，如肱骨近端肿瘤切除后腓骨移植重建、恢复肩关节的一定功能，膝部周围肿瘤切除后关节融合等。

异体骨移植：以异体半关节移植重建肢体，还可同时结合自体骨移植、给予骨形态发生蛋白等辅助措施，促进骨的生长。以异体骨修复的主要问题在于异体骨的免疫排斥反应；异体骨吸收（图 6-16）容易并发感染；异体骨所需的爬行替代时间很长，用于下肢时长期不能负重；化疗可能影响异体骨移植的骨愈合；可有较明显的骨吸收，容易骨折等问题。因此，在以异体骨移植进行肢体重建时，应充分考虑可能发生的并发症，并给予防治措施，如异体骨的处理、异体骨和自体骨的混合移植、良好的软组织覆盖，适量使用皮质激素和正确的肢体活动等，以减轻和减少并发症的发生。

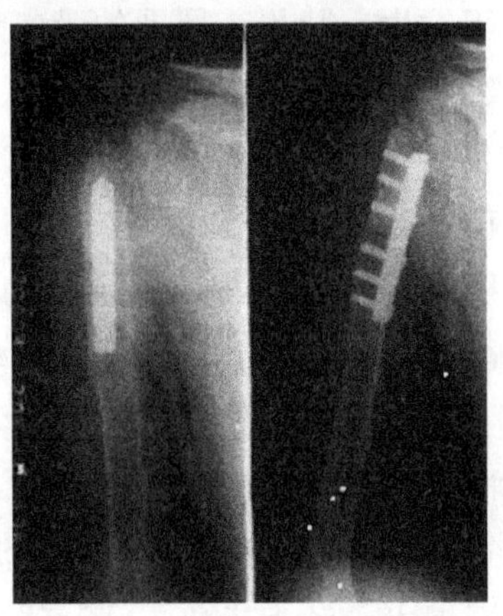

图 6-16　显示异体骨移植后明显的骨吸收

异体骨移植较适合非负重的上肢骨重建、低度恶性的肿瘤、软组织条件好的患者。下肢负重骨重建、需要进行术后化疗和放疗的高度恶性肿瘤及软组织条件差者在应用异体骨移植时应做好充分的考虑和准备，并应有完善的异体骨处理技术、重建技术和软组织修复技术。

肿瘤骨灭活再植：将肿瘤段骨切下后清除肿瘤组织，对残留骨壳进行灭活处理，灭活方法包括物理法或化学法，如高温、高压蒸气、微波、乙醇浸泡等，以骨水泥填充残壳，再植入原位，以钢板螺钉、交锁髓内钉等方式固定。

复合重建：异体骨、自体骨和人工假体结合应用重建肢体，可发挥各自的优点，复合重建可应用于膝部周围、肱骨和股骨近端等部位骨肉瘤切除后的肢体重建。

(4)骨肿瘤手术的无瘤污染原则与技术:虽然肿瘤的弥散和转移与肿瘤性质、特性和机体的免疫功能有关,但手术操作不当对肿瘤的播散和转移有促进的可能,对此应足够的重视。要注意:①术前检查和皮肤准备动作应轻巧;②切口应能充分显露肿瘤,避免挤压肿瘤;③用锐性分离而少用钝性分离,分离时应在肿瘤包膜外正常组织中进行,避免穿破肿瘤包膜或在肿瘤内手术,尽量完整地整块切除肿瘤;④可使用电刀,减少出血,同时使小血管封闭,减少血源播散;⑤活检部位应完整切除;⑥手术时以纱布或纱垫保护好周围正常组织;⑦阻断血管、减少转移的发生;⑧关闭切口前或肢体重建前,反复冲洗创面,更换手套和手术器械。

骨肉瘤的保肢治疗可看作一项综合和系统的“工程”,包括正确分期,准确判断肿瘤范围和边界,正确的活检和活检道的切除,重视术前化疗,边缘完整地合理切除肿瘤,合理的重建方式和正确的重建技术,选择化疗方案和规范的术后化疗及长期随访。

(5)骨肉瘤肺转移的预防、观察和处理:术后坚持规范的化疗是防治骨肉瘤转移的有效措施。肺部是骨肉瘤发生转移最常见的部位,术后应定期进行肺部X线复查,怀疑肺转移灶时做CT检查。

对骨肉瘤肺转移应采取积极治疗的态度,关键在于早期发现,早期手术切除。其手术适应证是肺转移瘤孤立,外周性,局限在一侧肺可手术完整切除,原发肿瘤无复发,无肺外转移灶。对2处和2处以上的多发肺转移瘤是否手术,应考虑转移瘤的数目、部位、能否全部切除等因素,并应进行一段时间的观察。应对患者的长期生存有临床价值再决定手术。

3.其他疗法

放疗和热疗可作为骨肉瘤综合治疗或姑息治疗的选择之一,可用于:①保肢手术前;②难以彻底切除的脊柱骨盆骨肉瘤;③已发生远处转移的肢体骨肉瘤。

后装近距离放疗用于手术的辅助治疗有利于减少局部复发,术中切除肿瘤后将塑料管排在可能残留肿瘤的部位,术后通过导管进行分次后装近距离内照射。

(八)预后

未经治疗的骨肉瘤患者多数在1～2年内因肺转移而死亡。已发生肺转移者多在6个月内死亡。骨肉瘤的预后与肿瘤的分化、部位、侵犯范围(肿瘤体积大小)、分期、年龄、诊断是否早期、治疗是否及时合理、化疗效果等多种因素有关。对未发生转移、侵犯范围相对局限的骨肉瘤应及时诊断和术前化疗,按照外科分期选择手术类型,依无瘤污染原则和技术手术,坚持术后化疗,并结合支持疗法、免疫疗法等综合性治疗，其5年生存率可达到50%以上。

二、其他类型骨肉瘤

(一)骨皮质旁骨肉瘤

骨皮质旁骨肉瘤也称骨旁骨肉瘤，是一种特殊类型的骨肉瘤。其特征是肿瘤生长在皮质骨旁，低度恶性，生长缓慢，占骨肉瘤的7%。肿瘤组织结构较致密，有些病变区以纤维组织为主，也有软骨组织。肿瘤附着或环绕骨表面，与骨皮质有一间隔。肿瘤境界清楚，质硬。随着肿瘤发展，可侵犯皮质累及髓腔。病理可见大量分化较成熟骨小梁，周围分布梭形肿瘤细胞，可见较多纤维组织。瘤细胞分化较好，核分裂少见。X线和病理表现需与骨化性肌炎鉴别。

发病年龄较一般骨肉瘤大，平均30岁，多见于股骨下端的后方，胫骨上端和肱骨上端次之。多数病例病程较长。早期无症状，逐渐出现硬块，疼痛较轻。肿块固定，不活动，压痛不明显。X线的典型表现为致密肿块，可呈分叶状或结节状，边缘清楚，肿瘤与骨之间常有一透亮带，无骨膜反应。CT表现为骨外大片骨性密度影，宽基底，并形成包绕骨干倾向，可显示骨皮质和髓腔是否受侵犯。该瘤早期属I_A期，随着肿瘤向骨质和周围肌肉侵犯，分期为I_B期。治疗以大块切除为主，应广泛切除边缘。切除不彻底易复发，多次复发常要截肢，对化疗和放疗不敏感，预后较一般骨肉瘤好。

(二)毛细血管扩张性骨肉瘤

毛细血管扩张性骨肉瘤是一种高度恶性的骨肉瘤类型。肿瘤内为扩张的血窦，血窦相互连接、大小不一。纤维间隔和周围分布恶性细胞，多核细胞，可见核分裂和少量骨样组织。其组织学改变有时类似动脉瘤样骨囊肿。临床表现为肿胀和疼痛明显，病情进展快，病理性骨折较一般骨肉瘤多见。X线以溶骨性破坏为主，骨皮质变薄，呈浸润性进展，界限不清，可穿破骨皮质形成软组织肿块，可有骨膜反应。CT表现为膨胀性溶骨性破坏，边界不清，骨皮质破坏形成软组织肿块，病理活检可确诊。但影像学和病理诊断易与动脉瘤样骨囊肿、尤因肉瘤等混淆而发生误诊。病理检查时需多处取材，全面观察病变区。临床表现、X线和病理三结合会诊有助于本瘤的诊断。该类型骨肉瘤分化差，预后不良，宜采用截肢加化疗的综合疗法。

(三)圆形细胞骨肉瘤

圆形细胞骨肉瘤病理以小圆细胞为主，并见肿瘤性骨样组织，此与尤因肉瘤不同，糖原染色和对 S-100 免疫组化阴性。临床以肿痛为主。X 线表现为溶骨性破坏，累及骨皮质和髓腔，边缘模糊，可有骨膜反应和软组织肿块。病理活检可确诊。治疗为截肢加术前后辅助化疗。预后欠佳。

（四）骨膜型骨肉瘤

骨膜型骨肉瘤是从骨旁骨肉瘤分出的亚型，病变主要发生在骨膜和骨皮质，肿瘤与骨皮质紧密相连，可侵犯软组织形成软组织肿块。镜下可见软骨样组织，表现为软骨肉瘤样改变，可见异型性梭形细胞，形成类骨组织。病理切片看见肉瘤细胞和肿瘤性类骨可作出诊断，但常需全面检查才能发现。该瘤多见于青年，临床表现以肿块和疼痛为主，多见于胫骨和股骨。X 线可见肿瘤位于骨皮质表面，可见钙化、成骨改变，受累骨皮质表面破坏形成缺损。可见“Codman 三角”和放射状阴影。CT 或 MRI 可了解骨质破坏、肿瘤范围和骨髓腔受侵犯情况。该瘤的恶性度较低。治疗包括局部的广泛切除或截肢，术前后辅助化疗。

（五）髓内低度恶性骨肉瘤

髓内低度恶性骨肉瘤是一种少见的分化良好的骨肉瘤，肿瘤细胞的异型性不明显，瘤巨细胞少，核分裂少见，可见分化较好的类骨组织。起病较缓慢，主要症状为疼痛和缓慢增大的包块。X 线表现为局部的溶骨破坏，骨皮质变薄，可有膨胀，边界相对较清。需与良性肿瘤和其他低度恶性骨肿瘤鉴别。手术局部广泛切除或截肢，结合化疗，预后较好。

（六）多发性骨肉瘤

主要表现为骨的多处骨肉瘤和多块骨的骨肉瘤，单个病灶的临床表现、X 线和病理与典型骨肉瘤所见相同，术后标本显示多个独立的肿瘤病灶。但多发性骨肉瘤与骨肉瘤的骨转移不易鉴别。治疗采用截肢和化疗。

（七）放射性骨肉瘤

一些肿瘤放疗后诱发所致，因此有局部放疗史，与放射剂量有关，还与机体的敏感性有关。通常有较长的潜伏期，一般 5 年以上，甚者长达 10 多年。临床表现为原放疗处疼痛、肿胀。X 线显示硬化型骨肉瘤，软组织肿块，需与放射性骨炎鉴别。病理活检可证实。治疗视肿瘤的部位、范围、局部软组织条件和患者全身情况而定。

（八）Paget 肉瘤

中老年的骨肉瘤多与 Paget 病有关，病程较长，表现为肿痛，逐渐加重。

X 线显示骨质破坏明显。病理活检可确诊。治疗以截肢为主。

(九)高度恶性表面型骨肉瘤

高度恶性表面型骨肉瘤的发生部位同骨旁骨肉瘤,但肿瘤分化差,异型性明显,相当于以前分化差的骨旁骨肉瘤。影像学表现为骨皮质表面的软组织肿块,内有瘤骨形成,骨皮质和髓腔也受到侵犯,边界模糊,可见骨膜反应。

三、骨瘤

骨瘤是一种良性肿瘤,以分化良好、成熟的板层骨或编织骨为特点,生长缓慢。多发性骨瘤并发其他部位肿瘤,如肠息肉、软组织肿瘤时,称为 Gardner 综合征,临床少见。

(一)发病率

骨瘤约占骨肿瘤总数的 5%,占良性骨肿瘤的 9%,男性略多,发病多在 20～40 岁,好发于颅骨和颌骨,其次为胫骨和股骨。

(二)临床表现

肿瘤生长缓慢,一般无疼痛、肿块,质硬如骨,无明显压痛,表面光滑,呈半圆形或球形。

(三)X 线表现

在颅骨为局部密度增加,呈象牙质样,边缘清晰,在长管状骨表现为局部骨隆起。

(四)病理

组织学上分为 2 种类型:一是致密或象牙骨瘤,由成熟致密的板层骨组成,骨小梁粗大,可见较多成骨细胞;另一种是疏松型骨瘤,发生在骨髓或骨膜下,由板层骨和编织骨构成,骨小梁之间为脂肪或纤维组织。

(五)诊断

根据病史、体检和 X 线可作出诊断。

(六)治疗

无症状者可予观察。但诊断不明确时,可切除以排除其他肿瘤。对有症状者可手术切除。

四、骨样骨瘤

骨样骨瘤是发生在皮质骨的良性病变,其特点是病灶中心有 1 cm 以内的

"瘤巢"或核心,核心由类骨组织构成,周围由增生反应骨包绕。

(一)发病情况

其约占骨肿瘤总数的1%,占良性骨肿瘤的2%,男性较多见,好发年龄10~20岁,多在胫骨和股骨。

(二)临床表现

疼痛为主要症状,服用阿司匹林可缓解,这是该病的一个特点,但不能单纯以此作为确诊的依据。疼痛时间长,可伴有肌萎缩、跛行。压痛局限,可有局部隆起或肿胀。

(三)影像学检查

X线显示该瘤多发生在长骨干皮质骨内,可有骨干增粗,皮质增厚和硬化。在皮质骨可见1 cm以内的椭圆透亮区,称为瘤巢,瘤巢中心较致密,周围有致密反应性骨包围,其范围可比瘤巢大。

CT扫描多可清楚显示瘤巢的准确位置和特征,瘤巢因有丰富血管表现为中等强化,可与骨脓肿鉴别。CT对诊断和指导手术有价值。但瘤巢直径<3 mm,或CT扫描平面不合适时,不易显示瘤巢。

(四)病理

肿瘤核心为瘤巢,周围为增生骨。镜下可见病灶由骨样组织、不成熟的编织骨组成,成骨细胞和多核巨细胞散在分布,周围由致密增生骨包绕,为成熟骨质。

(五)诊断

多数病例根据病史、体检和X线可作出诊断。不典型者需要与皮质内骨脓肿、Garre硬化性骨髓炎、骨结核、应力性骨折和无菌性坏死进行鉴别。因此,需结合病史、X线表现和病理作出最后诊断。

(六)治疗与复发

手术切除瘤巢及周围增生骨可治愈,但术中要将瘤巢彻底去除。因此,有时需要通过CT了解肿瘤的确切位置,选择合适的手术入路,确定切除的部位和范围。复发多为手术遗留"瘤巢"未彻底切除。

五、骨母细胞瘤

骨母细胞瘤是一种有不同程度侵袭性的骨肿瘤,其病理类似骨样骨瘤,但肿瘤范围较大。有些骨母细胞瘤具有较强的侵袭性,应根据病史、临床表现、影像学和病理表现评价该瘤的性质。

(一)发病情况

骨母细胞瘤占骨肿瘤总数的0.8%,良性骨肿瘤的1.5%。男性多见。发病年龄多在10～30岁。好发于胫骨、股骨和脊椎。

(二)临床表现

间歇性隐痛,阿司匹林止痛效果不好,临床表现无特征性,可有局部肿胀、压痛,也可引起关节活动受限。发生在脊柱者可有胸、腰背痛,可压迫脊髓或神经根出现相应的表现。

(三)X线表现

X线表现为膨胀性透亮区,病变区直径>2 cm,周围为薄层骨壳,边界清楚,可见骨皮质中断。有时可见硬化边缘。脊柱的骨母细胞瘤多位于椎弓、椎板等附件结构。

CT扫描可显示肿瘤的范围,对指导手术有帮助,尤其是发生在脊椎的肿瘤。

(四)病理

可见较丰富的骨母细胞和骨样组织,瘤细胞围绕不成熟骨小梁极向排列,横切面显示菊花样,瘤细胞无明显异型性,也少见核分裂。可见弥散分布的多核巨细胞,有时被误诊为骨巨细胞瘤。间质内含丰富血管组织,可继发动脉瘤样骨囊肿。骨母细胞瘤在组织学上与骨样骨瘤相似,但在临床和X线表现各不相同,前者体积较大,直径>2 cm,侵入骨髓,无典型的瘤巢和增生反应骨表现。少数病例病理见细胞的异型性、多形性、核肥大、深染、分裂及瘤巨细胞等恶性表现,X线有不同程度的侵袭征象。如瘤体较大、边缘不清、累及软组织等,应诊断为恶性骨母细胞瘤或侵袭性骨母细胞瘤,但需与骨肉瘤做鉴别。

(五)治疗

手术切除肿瘤。手术方式的选择取决于肿瘤的性质、范围。根据外科分期。如属于$G_0T_0M_0$,肿瘤范围小,可做局部的彻底刮除、自体骨填塞。对Ⅱ期活跃性肿瘤单纯刮除容易复发,可在局部刮除后加用辅助处理,有助于减少复发。如肿瘤范围广,有侵袭表现,病理活检有恶性的组织学表现,外科分期为$G_0T_{1\sim2}$、$G_1T_{1\sim2}$,根据侵袭程度不同,应选择边缘性整块或广泛性的截除。脊柱病变引起脊髓神经受压,应予减压和切除肿瘤。手术后需要进行长期随访,及时发现复发或恶变。

参考文献

［1］马亮，张维亮，梁延琛，等.骨科常见疾病治疗与决策［M］.长沙：中南大学出版社，2022.

［2］王久夏.实用骨科诊疗技术［M］.兰州：兰州大学出版社，2022.

［3］李敏龙.骨科疾病诊断及处理措施［M］.北京：中国纺织出版社，2023.

［4］何罕亮.新编临床骨科技术［M］.长春：吉林科学技术出版社，2022.

［5］邸禄芹.创伤骨科患者围术期管理［M］.北京：科学技术文献出版社，2021.

［6］宋磊.临床常用骨科基础及骨科创伤诊疗［M］.北京：中国纺织出版社，2022.

［7］张秀杰.骨科临床与现代诊治［M］.长春：吉林科学技术出版社，2022.

［8］王海滨，贾代良，赵益峰，等.创伤骨科典型病例［M］.上海：上海科学技术文献出版社，2022.

［9］吕浩.临床骨科疾病诊断技巧与治疗方案［M］.北京：科学技术文献出版社，2021.

［10］朱建民，吴海宝，满孝旭，等.实用骨科疾病诊断与治疗实践［M］.哈尔滨：黑龙江科学技术出版社，2021.

［11］张宏伟.骨科疾病外科处置方法［M］.北京：中国纺织出版社，2022.

［12］王轩.现代中医骨科理论与临床应用研究［M］.长春：吉林科学技术出版社，2021.

［13］李新志，周游，黄卫主，等.骨科临床案例分析［M］.北京：科学出版社，2022.

［14］杨猛，李平，闫晨.创伤骨科疾病诊疗与影像学诊断［M］.沈阳：辽宁科学技术出版社，2022.

［15］王文革.现代骨科诊疗学［M］.济南：山东大学出版社，2021.

［16］张继党，张久超，解琛.骨科疾病临床诊疗技术与方案［M］.北京：科学技术文献出版社，2021.

[17] 张硕,张家金,常荣刚,等.临床骨科疾病诊治精要[M].北京:科学技术文献出版社,2022.
[18] 陈兴国,王广虎,曹明娟,等.骨科疾病临床诊治与康复技术[M].哈尔滨:黑龙江科学技术出版社,2022.
[19] 林建华,张文明.骨科疑难病例精选[M].福州:福建科学技术出版社,2022.
[20] 韩永远.实用临床骨科治疗学[M].哈尔滨:黑龙江科学技术出版社,2020.
[21] 王振兴.骨科临床常见疾病诊断与手术[M].哈尔滨:黑龙江科学技术出版社,2021.
[22] 韩亮.实用骨科常见病的诊治[M].沈阳:沈阳出版社,2020.
[23] 程斌.现代创伤骨科临床诊疗学[M].北京:金盾出版社,2020.
[24] 谢文贵,李志敏,李风杰.临床骨科诊断与治疗实践[M].广州:世界图书出版有限公司,2021.
[25] 孟凡龙.骨科疾病诊疗要点[M].长春:吉林科学技术出版社,2022.
[26] 赵忠磊,郝锰,张宝飞,等.骨科常见病诊断与微创治疗[M].哈尔滨:黑龙江科学技术出版社,2021.
[27] 张宝峰,孙晓娜,胡敬暖.骨科常见疾病治疗与康复手册[M].北京:中国纺织出版社,2021.
[28] 张建.现代骨科疾病诊治要点[M].北京:中国纺织出版社,2021.
[29] 褚风龙.骨科疾病手术实践[M].沈阳:沈阳出版社,2020.
[30] 魏海鹏.骨科疾病诊疗思维[M].长春:吉林科学技术出版社,2022.
[31] 张洪美.临床膝骨关节炎学[M].北京:中国医药科技出版社,2023.
[32] 严娅岚,贾海滨,李培玉,等.超声引导下富血小板血浆联合药物注射治疗肩袖损伤的疗效评估[J].临床超声医学杂志,2021,23(10):795-798.
[33] 余建,马华,赵奎.锁骨近端骨折的治疗进展[J].中国现代医药杂志,2021,23(2):104-108.
[34] 陈庞涛,许一凡,李新宇,等.髋臼骨折临床分型研究进展[J].中国骨与关节损伤杂志,2021,36(4):443-445.
[35] 陈俊华.创伤骨科中四肢骨折患者的外固定架及内固定术治疗应用分析[J].浙江创伤外科,2021,26(1):113-114.
[36] 马昕.关于足踝部损伤的几个关键点及思考[J].中华创伤骨科杂志,2021,23(4):281-283.